中医药传统文化科普系列丛书

源远流长的中药文化

北京御生堂中医药博物馆　组编　高栋　主编

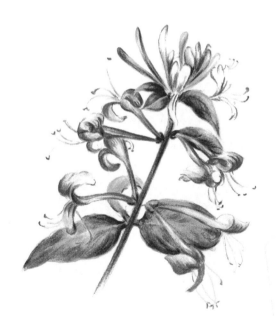

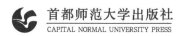

首都师范大学出版社

CAPITAL NORMAL UNIVERSITY PRESS

图书在版编目（CIP）数据

源远流长的中药文化 / 北京御生堂中医药博物馆组编；高栋主编 .——
北京：首都师范大学出版社，2023.5
（中医药传统文化科普系列丛书）
ISBN 978-7-5656-7167-8

Ⅰ.①源… Ⅱ.①北… ②高… Ⅲ.①中国医药学—文化—普及读物
Ⅳ.① R2-05

中国国家版本馆 CIP 数据核字（2023）第 028549 号

YUANYUANLIUCHANG DE ZHONGYAO WENHUA

源远流长的中药文化

北京御生堂中医药博物馆　组编　高栋　主编

责任编辑　林　尧
策　　划　刘雅娜
绘　　图　陈　菲　韦艾玲
首都师范大学出版社出版发行
地　　址　北京西三环北路 105 号
邮　　编　100048
电　　话　68418523（总编室）　　68982468（发行部）
网　　址　http://cnupn.cnu.edu.cn
印　　刷　天津雅泽印刷有限公司
经　　销　全国新华书店
版　　次　2023 年 5 月第 1 版
印　　次　2023 年 5 月第 1 次印刷
开　　本　787mm×1092mm　1/16
印　　张　6.5
字　　数　63 千
定　　价　23.80 元

前言/PERFACE

　　中华文化有五千年的历史，祖先给我们留下了灿若星辰的优秀文化遗产。党的十八大以来，国家高度重视弘扬中华优秀传统文化，先后出台了一系列相关文件。在2017年1月25日，中共中央办公厅、国务院办公厅印发的《关于实施中华优秀传统文化传承发展工程的意见》中指出："实施中华优秀传统文化传承发展工程，是建设社会主义文化强国的重大战略任务，对于传承中华文脉、全面提升人民群众文化素养、维护国家文化安全、增强国家文化软实力、推进国家治理体系和治理能力现代化，具有重要意义。"党的十九大报告明确指出："坚定文化自信，推动社会主义文化繁荣兴盛。"党的二十大报告明确强调："发展社会主义先进文化，弘扬革命文化，传承中华优秀传统文化"，"增强中华文明传播力影响力"，"推进文化自信自强，铸就社会主义文化新辉煌"。

　　中医药文化是中华优秀传统文化天然的组成部分，从伏羲制九针到神农尝百草，还有后人所著的《黄帝内经》，充分说明中医药文化，起源于中华文化的人文始祖时期。在西方医学没有传入中国的几千年中，我们的祖先就是依靠中医药强身健体、治病救人，即便在现代医学发达的今天，中医药依然在中国社会中具有广泛的群众基础，甚至走向了世界。2016年2月，国务院印发的《中医药发展战略规划纲要（2016—2030年）》提出："将中医药基础知识纳入中小学传统文化、生理卫生课程"。2019年10月26日，中共中央、国务院发布的《关于促进中医药传承创新发展的意见》中明确要求："实施中医药文化传播行动，把中医药文化贯穿国民教育始终，中小学进一步丰富中医药文化教育，使中医药成为群众促进健康的文化自觉。"

为了积极响应弘扬优秀传统文化的出版主题，首都师范大学出版社联合北京御生堂中医药博物馆，共同策划编写了这套"中医药传统文化科普系列丛书"。

北京御生堂中医药博物馆是一个集中医老药铺历史文物、药械药具、医书医案和中药标本收集整理为一体的中医药博物馆，是目前北京规模较大、藏品最为丰富的中医药文化博物馆，被称为"中医药文化瑰宝"和"世界的中医药百科全书"，被国家中医药管理局授予"中医药文化宣传教育基地"称号。

北京御生堂中医药博物馆文物陈列分为七部分：清代老药铺、历代药王医圣造像、历代中医中药用具、古代中草药标本、古代中草药包装、历代医药书籍报刊、近代医方医案资料。在博物馆内，可以从上古时代的九针、砭石到宋代的黑釉大药缸，再到明清老药铺医方广告包装，感受中医的源远流长；从带有甲骨文的龙骨、汉简，给同治皇帝开的宫廷御方，到满墙的具有百年历史的老草药标本，体会这些绝世珍品显现的中医药与传统文化之间的紧密联系。其他诸如良渚文化时期的玉针、辽代用于包针筒的手帕、有着300年历史的灵芝、清代太医院按摩器、清代医用藏冰箱等，还有清代长沙老号"劳九芝堂"、有"江南药王"美誉的胡庆余堂、北京"同仁堂"的珍贵资料，以及民国时期京城"四大名医"之首施今墨等人使用过的医书、医案及清代、民国时期北京各老药铺的药目、传单和各种中医药用具……通过穿越古今的中医药器具触碰到神农、扁鹊、华佗、孙思邈、李时珍等历代杏林圣手生活的时代，一览源远流长的中华医药文化宝库的精华。

本丛书结合各方力量，编写前期充分调研，组织专家论证，广泛听取教育界、中医药界、文化界相关专家、学者意见，再基于北京御生堂中医药博物馆馆藏的实物和史料进行筛选、考证、梳理、加工，力求打造出一套既严谨又有趣、既系统又形象并且符合中医药文化走进校园基本要求和中小学教学实际需要的精品中医药文化课外读本。

本丛书有以下三个特点。一是定位准确。丛书内容定位于中医药文化，中医药文化不是医学专业知识，而是几千年来我们祖先围绕着中医药而产生的思想、风俗、传统，还有无数流传至今的故事、传说及文学作品，比如很多学生都知道"洛阳纸贵"这个成语，也有很多人知道成语中的主人翁是皇甫谧，但是很少有人知道皇甫谧是中医针灸学的开创者，在中医药的历史中占有重要的地位。二是体系完整、脉络清晰。中医药文化很抽象，包含着深刻的哲学思想，但是对于中小学读者来说，这些内容会略显枯燥且难以理解，更因为涉及的内容太过广泛，容易显得杂乱无章，无从下手。本丛书就从中医药器物、中医药人物和中医药材及治疗方法三方面着手，形成了《穿越古今的中医器具》《悬壶济世的杏林圣手》《源远流长的中药文化》三册图书，内容既涵盖了中医药文化的主要方面，又舍弃掉抽象深奥的哲学思想，同时三册图书各自又有着清晰的脉络，而且配有大量的实物照片和插图，图文并茂，阅读起来生动有趣。三是相关内容不仅有大量实物支持，而且每个知识点都包含了与之相关的故事、典故、成语或诗词。在阅读过程中读者经常会有醍醐灌顶、融会贯通的感觉，原来耳熟能详的某个成语或者故事与中医药文化有着千丝万缕的关系呀！

在本书的策划与编写过程中，得到了各位领导、学者们的大力支持，特此感谢。同时，感谢北京御生堂中医药博物馆提供的专业支持和藏品图片。我们秉持着严谨、敬畏的初心及质量至上的精品意识，但是仍难免有不足之处，敬请广大读者提出宝贵意见和建议，以便今后修订和提高。

目录 CONTENTS

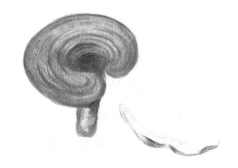

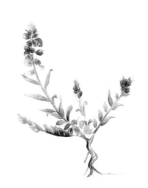

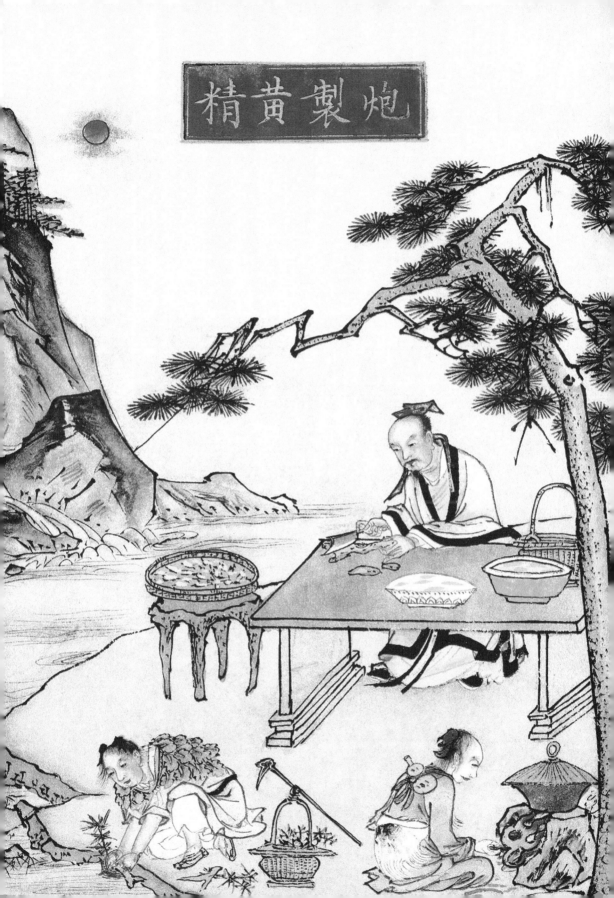

炮製黃精

第一章

植物类药材

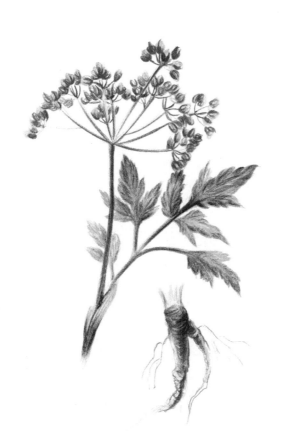

百草之王人参

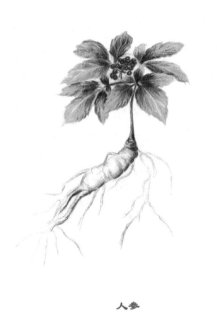

人参

人参，被誉为"百草之王"，五加科人参属多年生草本植物。人参主根呈纺锤形，表面灰黄色，有疏浅断续的粗横纹及明显的纵皱，下部通常有2—3条支根，支根上生长着细长的须根，须根上有很多小疙瘩；茎部高30—70厘米，掌状复叶，伞形花序，花呈淡黄绿色；果实呈扁球形，鲜红色；种子呈肾形，乳白色。人参入药部分主要是根部，中医认为人参味甘、微苦，性温，具有补元气、补脾肺、生津安神的功效。现代医学研究发现，人参根含多种人参皂苷，对神经系统，心血管系统、内分泌系统、消化系统、生殖系统、呼吸系统等均有明显的作用。

人参主要分布于中国、俄罗斯和朝鲜半岛，在我国主要分布于辽宁、吉林和黑龙江等地。人参一般生长在海拔数百米的落叶阔叶林或针叶阔叶混交林下，喜欢质地疏松、透气性好、排水性好、养料肥沃的砂质土壤。凉爽、湿润的气候对人参生长有利。宋代医学家陶弘景曾作过一首诗《采人参》。

三桠五叶，背阳向阴。

欲来求我，椴树相寻。

因人参"形态似人，功参天地"，故名人参（亦有称人身），又有土精、地精、鬼盖、棒槌等名称。据说早在远古黄帝时期，中国人就已经开始服用人参，我国最早的药学著作《神农本草经》将人参收入其中，并记载道："主养命以应天，无毒，多服久服不伤人。欲轻身益气，不老延年者，本上经。"东汉末年张仲景所著《伤寒论》记载了113个药方，其中有21个用了人参。李时珍在《本草纲目》中首次对人参做了详细论述，认为人参几乎是一种包治百病的神药。清代诗人杨宾在《咏人参》一诗中写道：

碧叶翻风动，红根照眼明。

人形品绝贵，闻说可长生。

但是现代科学证明，人参并没有那么神奇。在中国古代，山西上党的人参被视为佳品，称为"党参"。党参身价不菲，挖到就能换很多钱，同时又是朝廷的贡品，朝廷官员也组织百姓大肆采挖，后来"党参"就逐渐绝迹了。现在我国东北地区成为野生人参的主要产地，所以人们大都知道东北人参，而很少知道党参了。

人参神奇且神秘，于是就有很多传说。

据说有经验的采参人都会根据一些动物的行为来寻找人参。在东北有一种鸟被称为"棒槌鸟"，这种鸟喜欢吃人参的果实，人参每年开花结果的时候正值夏天，红色的圆球状果实团团簇簇地生长在植株的顶端，非常醒目，果皮油光锃亮，还有一种独特的味道。棒槌鸟眼睛非常犀利，能敏锐地发现人参果，所以采参人就学会了跟着棒槌鸟寻找人参的方法。采参人找到人参后首先会仔细观察周围的情况，因为越是生长时间长的人参，周围越可能潜伏着毒蛇，如果一时高兴，冒然伸手去挖，很可能被咬上一口。过去，每年都有很多采参人被蛇咬伤，所以民间流传着"大蛇护

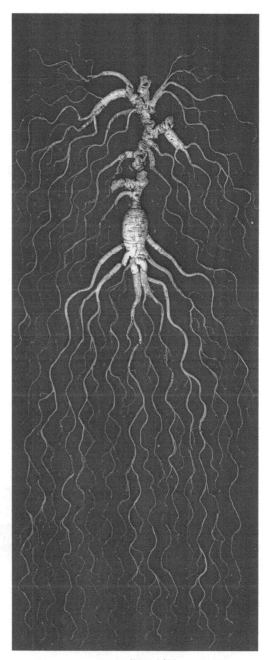

人参（药材）

参"的传说。为什么人参附近会经常出现蛇呢？螳螂捕蝉，黄雀在后，火红的人参果不仅会吸引棒槌鸟，还会吸引田鼠等其他小动物，而毒蛇掌握这种规律后守在人参旁边就可以伺机捕食它们，有了蛇的"保护"，人参就避免了被小动物吃掉或者破坏，而长得更好；另外人参喜欢阴凉的环境，这也正好是蛇类喜欢的环境，久而久之，棒槌鸟、蛇和人参就逐渐在人们脑海中形成了关联关系。

"仙草"灵芝

灵芝是一种真菌，属于灵芝科、灵芝属，其大多为一年生，也有少数为多年生。灵芝在世界很多地方均有分布，其中绝大部分生长在热带、亚热带和温带地区。中国的灵芝资源分布广泛，大多数省份都有生长记录。灵芝喜欢生长在阔叶树和松科植物旁边，铁杉等针叶

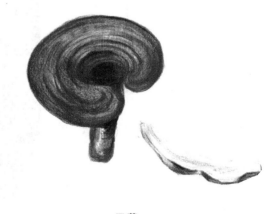

灵芝

树上也会有生长，它喜欢阳光散射、树木稀疏的空旷地带。郭沫若在《题灵芝草》中这样描述："茎高四十九公分，枝茎处处有斑纹。根部如鬃光夺目，乳白青绿间紫金。"

灵芝是中国传统的名贵药材。中医认为灵芝味甘，性平，具有补气安神、止咳平喘等功效。现代研究发现灵芝含有多种化学成分和微量元素，具有调节免疫力、降血糖、降血脂、抗氧化、抗衰老及抗肿瘤作用。自古以来，民间认为灵芝是吉祥、美好、长寿的象征，还具有起死回生的功效，因此被称为"仙草"，还有很多关于灵芝的故事和传说。

灵芝的传说最早起源于《山海经》。《山海经·中次七经》记述："又东二百里，曰姑媱之山。帝女死焉，其名曰女尸，化为䔄草……"意思是说，再往东二百里，有座姑媱山，天帝（炎帝）的女儿瑶姬死后葬在这里化作了一种仙草，这种草就是灵芝。

传说在上古时期，有一位非常厉害的神箭手名叫后羿，当时天空中突然出现了十个太阳，大地快被烤焦了，这时后羿勇敢地站了出来，一口气射下九个太阳，于是大地恢复了正常的温度，也挽救了天下苍生。王母娘娘知道后非常高兴，为了奖励后羿，就把可以长生不老的仙草灵芝赐给了他。后羿妻子名叫嫦娥，她一心想要过上神仙的生活，于是她就趁后羿不备偷吃了灵芝，结果因为吃得太多，身体变得轻飘飘的，一直飘到了月亮上，从此就留在了那里，孤独地过着长生不老的生活。后来灵芝在百姓口中就逐渐成了可以长生不老、起死回生的灵丹妙药。

唐代诗人孟浩然在《寄天台道士》中写道：

> 海上求仙客，三山望几时。
>
> 焚香宿华顶，裛（yì）露采灵芝。
>
> 屡蹑莓苔滑，将寻汗漫期。
>
> 倘因松子去，长与世人辞。

神话故事《白蛇传》中也有一段白娘子舍身盗仙草的故事。

传说白娘子在端午节误饮了雄黄酒，因显出原型把许仙吓得昏死了过去。白娘子为救许仙，冒着生命危险去昆仑山上盗取仙草灵芝，并与看守灵芝的南极仙翁的两个仙童打斗了起来，还差点丢了性命。后来南极仙翁知道她盗取灵芝的目的后非常感动，于是就把灵芝送给了她，这才让许仙起死回生。

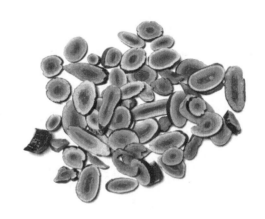

灵芝（药材）

治疟神药青蒿

中药材所说的青蒿是黄花蒿炮制而成的。黄花蒿是菊科蒿属，一年生草本植物，有浓烈的挥发性香气，茎高 100—200 厘米，头状花序，深黄色花朵，果实略扁，呈椭圆状卵形。花果期 8—11 月。黄花蒿分布于中国全境以及亚洲、欧洲的温带、寒带和亚热带地区，环境适应性极强。黄花蒿采收后，除去老茎、杂质，然后清洗、阴干制成的药材称为青蒿。

青蒿味苦、辛，性寒，具有清热、解暑、截疟、凉血、利尿、健胃、止盗汗等功用，其成分主要为青蒿素、黄酮类化合物等，其中青蒿素为抗疟的主要成分。

早在几千年前，我国文学作品中已经出现了青蒿。《诗经·小雅》中写道："呦呦鹿鸣，食野之蒿。我有嘉宾，德音孔

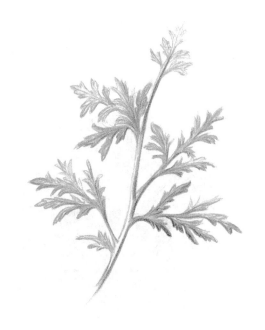

青蒿

昭。视民不恌，君子是则是效。我有旨酒，嘉宾式燕以敖。"意思是说：呦呦鸣叫的小鹿，在那原野悠然自得地啃食蒿草。我有满座好宾客，声名显赫品德高。教人宽厚不轻佻，君子学习又仿效。我有佳肴和美酒，贵宾畅饮乐逍遥。

而青蒿作为药材，最早记载于马王堆三号汉墓出土的帛书《五十二病方》中（约成书于战国时期）。《神农本草经》中将其称为草蒿，列为下品。葛洪《肘后备急方》记有："青蒿一把，以水三升渍，绞取汁，尽服之，治寒热诸症。"《本草纲目》中也有记载，说黄花蒿与青蒿相似，但黄花蒿颜色绿中略带黄，气味辛臭。

真正让青蒿家喻户晓的是屠呦呦，她受中医药医籍的启发，从黄花蒿中提取出了治疗疟疾的有效成分青蒿素。20世纪60年代，我国组织成立了全国疟疾防治药物研究领导小组，屠呦呦担任中医中药专业组组长。她领导课题组从系统收集整理历代医籍、本草、民间方药入手，编写了以640种药物为主的《抗疟单验方集》，在此基础上，锁定了以青蒿为主要研究对象，屠呦呦和小组成员通过不断的研究，历经上百次失败之后，终于成功提取了青蒿素。2015年10月5日，屠呦呦获得了当年

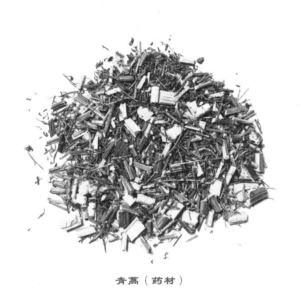

青蒿（药材）

诺贝尔生理学或医学奖。这是中国科学家在中国本土进行的科学研究而首次获科学类诺贝尔奖。如今，因为青蒿素的发现，世界上2亿多疟疾患者获得了救治。

双宝金银花

金银花学名忍冬，由于忍冬花初开时为白色，后转为黄色，因此得名金银花。中药材中的金银花是忍冬及同属植物的干燥花蕾或初开的花。忍冬属于多年生半常绿藤本植物，花蕾呈细棒槌状，上粗下细，略弯曲，表面黄白色或绿白色，气味清香，味道微苦。中国大部分地区都有分布，不少地区已经人工栽培生产，其中以河南、山东所产最为著名。日本和朝鲜半岛亦有出产。忍冬是一种具有悠久历史的常用中药，始载

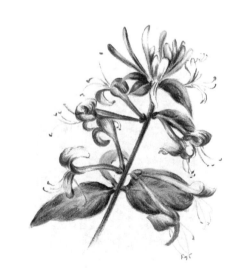

金银花

于《名医别录》，列为上品。"金银花"一名始见于李时珍《本草纲目》，此外，还有"银花""双花""二花""二宝花""双宝花"等名称。金银花味甘、性寒，有清热解毒、消炎退肿等功效。

相传唐贞观年间，唐太宗生了一种奇怪的病，太医们束手无策，于是唐太宗急召孙思邈进宫治病，孙思邈为唐太宗诊断后开出了药方，可是太宗连服几剂都不见起色，虽然唐太宗没有责怪孙思邈，可是孙思邈心里很不是滋味。

一天，孙思邈在回家的路上看到两位姑娘正在晒黄白两种颜色的花，他一路走来有点口渴，就想过去讨碗水喝。姐妹俩热心地招待了孙思邈，姐姐用黄色花泡了一碗金花茶，妹妹用白色花泡了一碗银花茶，孙思邈一口气把两碗茶都喝完，觉得味道甘甜，止渴清热，于是就对两姐妹说："这两种花都可以入药。"姐姐听后笑着说："这两种花是同一种，因为初开时白色，盛开时变黄，叫作金银花。"妹妹说："此花清热解毒，生津止渴，凉血止痢，效用好着呢。"孙思邈听罢，恍然大悟，于是便拜两位姑娘为师，跟她们学习金银花的知识，几天后，他带了一些品相很好的金银花回到了宫中，并以此为

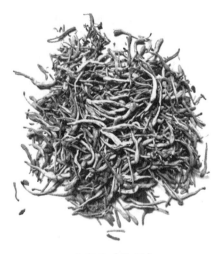

金银花（药材）

药，一剂就把唐太宗的病治好了。后来，孙思邈以金银花等药材配制成了不同方剂，金银花逐渐成为非常重要的一味药材。

宋代诗人范成大在《余杭》一诗中称颂金银花：

> 春晚山花各静芳，从教红紫送韶光。
> 忍冬清馥蔷薇酽，薰满千村万落香。

赤箭天麻

天麻是一种传统名贵中药材，其入药已有一千多年的历史，《神农本草经》和《本草纲目》里均有天麻"除百病益寿延年"的记载。

天麻是兰科天麻属腐生草本植物，植株可达2米，根状茎，无绿叶，不能进行光合作用，而是靠同化侵入其体内的蜜环菌（属真菌）获得营养；总状花序，蒴果呈倒卵状椭圆形，5—7月开花结果。天麻广泛分布于我国大江南北，尼泊尔、不丹、印度、日本、朝鲜半岛至西伯利亚等地也有分布；天麻喜欢凉爽湿润的环境，多生长于林中空地边缘。它的块状茎经干燥后入药。天麻味甘，性平，具有息风止痉、平抑肝阳、祛风通络等功效。

天麻又名赤箭。传说远古时代神农氏到深山采药，不小心摔了一跤，爬起来时，发现眼前有一种奇特的植物，圆圆的赤红色茎杆上连一片叶子也没有，恰似一只箭插在地上。他采回去食用后发现能治许多病，神农觉得它的形状像一只箭，就命名为神箭，又因为茎杆颜色赤红，又名赤箭。《本草纲目》云："赤箭以状得名……天麻即赤箭之根。"

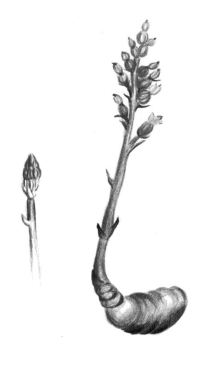

天麻

唐代诗人白居易在《斋居》中也有对赤箭的描述：

香火多相对，荤腥久不尝。

黄耆数匙粥，赤箭一瓯汤。

厚俸将何用，闲居不可忘。

明年官满后，拟买雪堆庄。

其中"黄耆数匙粥，赤箭一瓯汤"的诗句，说明早在唐代人们已把黄芪、天麻当食物熬粥煲汤了。据记载唐明皇李隆基每天必喝补品赤箭粉。1972 年美国总统尼克松访问中国时，国宴中有一道菜是传统风味美食——天麻汽锅鸡。这道菜采用特级野生天麻精心烹饪而成，尼克松对天麻汽锅鸡赞不绝口，并风趣地说："味道太鲜美了，真想连汽锅都一起吃进去！"于是，中国的天麻蜚声海外。1986 年，英国女王伊丽沙白二世访问中国期间，也曾在宴会上大赞天麻汽锅鸡风味独特、美味无穷，从此中国名贵中药天麻更是名声大震！

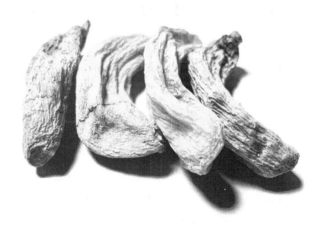

天麻（药材）

专治跌打损伤的三七

　　三七是五加科、人参属多年生直立草本植物，高可达 60 厘米。主根肉质，呈纺锤形；茎暗绿色；指状复叶，轮生于茎顶；伞形花序，单生于茎顶，花朵淡黄绿色；果实扁球状呈肾形；种子白色，三角状呈卵形；7—8 月开花，8—10 月结果。分布于中国云南东南部，生长于海拔 1200—1800 米地带，广西西南部亦有栽培。三七以根部入药，其味甘、微苦，性温，无毒，具有化瘀止血、消肿定痛等功效。

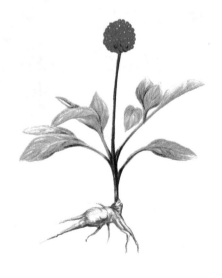

三七

三七入药较晚，最早出现于明代的药方中，其实，三七作为一种疗效显著的药用植物，很早之前就已经被云南和广西等地区的少数民族（如壮族、苗族、彝族等）使用了，后来随着民

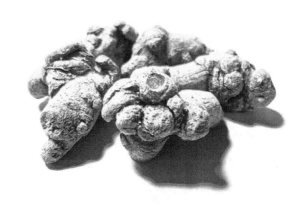

三七（药材）

族迁徙和商业交流等活动传播到中原地区，才逐渐被中原医家了解。明代以前，中原医家大多不知道三七为何物。

李时珍在《本草纲目》中首次记载"三七"二字，文中写道："或云本名山漆，谓其能和金疮如漆粘物也，此说近之。"他在书中，以三七做正名，附方中则三七与山漆混用，反映出三七当时已定名使用。《贤博方》记载："广西东兰、那地、南丹三州山谷之间，生一种金枪药，名三七，状似土白术，味甘如参而厚，草本生者，谁重伤流血处量疮附之。一二宿即痂脱如故，又可治疗吐血诸病。"《本草纲目拾遗》中记载："人参补气第一，三七补血第一，味同而功亦等，故称人参三七，为中药之最珍贵者。"到了清代，三七一直被列为地方进贡朝廷的珍稀物品，源源不断地流入宫廷，其珍贵性可见一斑。

关于三七名字的由来，有一个动人的传说。

很久以前，有一个仙子下凡来到人间，在云南的苗乡教人们种植庄稼，饲养牲畜。有一天仙子在野外遇到了一头熊，这头熊奔跑着向仙子扑来，仙子来不及逃跑，眼看就要被熊所伤，这时一个苗族小伙子挺身而出，一箭射死了这头熊。仙子获救后非常感激，知道了小伙子名叫卡相，家中有一个患病的老母亲，因为无钱医治已经奄奄一息了。为了感谢卡相的救命之恩，仙子告诉他，在山后有一种植物，叶子像仙子穿的裙子，枝干像仙子的腰带，采回去可以治好妈妈的病。于是卡相按照仙子的描述果然找到了这种草药，母亲服用后病奇迹般地好了。后来卡相用这种药治好了很多乡亲的病，大家纷纷前来感谢，并询问这种草药的名字。这种草药通常有三节枝干，七片叶子，从此三七的名字就流传了下来。

清代朱东樵《本草诗笺》云：

> 善走阳明与厥阴，独于血分见知音。
> 损伤杖扑能除痛，止散肌肤更卫心。
> 内服浊瘀胥涤荡，外敷肿毒总销沉。
> 人参形似功堪并，甘苦兼温不换金。

清热解毒的连翘

连翘是一味常见的中草药，它和金银花配伍组成的"银翘散"是一个经典组合。连翘是木犀科，连翘属落叶灌木。连翘早春开花，花冠黄色，香气清淡，果实呈卵状椭圆形，先端喙状渐尖；花期3—4月，果期7—9月；连翘花开后满枝金黄，是早春优良观赏灌木。

连翘入药的部位是果实，其味苦、性凉、无毒，具有清热、解毒、散结、消肿等功效。相传黄帝的臣子岐伯最早发现了连翘可以入药。

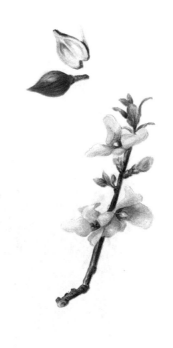

连翘

岐伯有个孙女名叫连翘，有一天岐伯和孙女连翘在山上采药，岐伯为了鉴定一种药材，不幸中毒，他头昏脑胀，双目红肿，咽喉疼痛，连翘看着爷爷中毒严重，一边流泪一边着急地想办法。她根据爷爷传授的一些经验，在周围搜寻着可以解毒的草药，她发现附近一种黄色的小花气味清淡，可能会起作用，于是摘下一把，揉碎以后塞进爷爷嘴里，又给他喝下一些清水，过了不一会儿，岐伯疼痛的状况减轻了，连翘挽扶着爷爷回到家里。等岐伯逐渐恢复健康以后，他便开始研究起这种植物。经过多次试验，他发现这种植物清热解毒的作用很强，于是就把它以孙女的名字命名为连翘，并在他居住的地方栽种了许多，据说现在岐伯墓附近还长满了连翘。

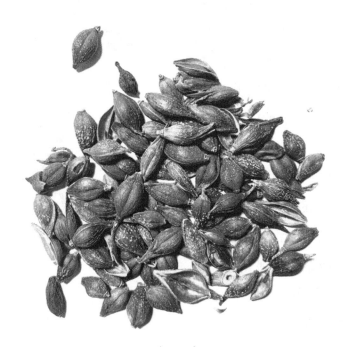

连翘（药材）

苦口良药黄连

　　黄连，毛茛科，属多年生草本植物。根状茎，黄色，有分枝；叶有长柄，呈卵状三角形，宽可达 10 厘米；花葶 1—2 条，高 12—25 厘米；聚伞状花序，有 3—8 朵花；2—3 月开花，4—6 月结果。分布于四川、贵州、湖南、湖北、陕西等地区，生长在海拔 500—2000 米的山地或山谷中。

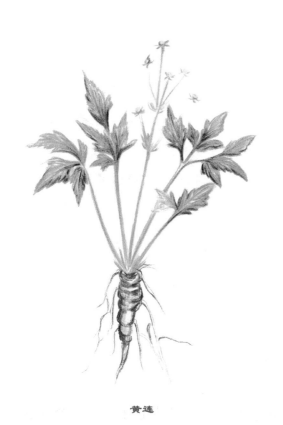

黄连

　　黄连入药的部位是根茎，其味苦，性寒，有清热燥湿，泻火解毒之功效。因其味入口极苦，有"哑巴吃黄连——有苦说不出"的歇后语。

　　黄连最早记载于《神农本草经》中，被列为上品。《本草纲目》中记载："其根连珠而色黄，故名。"《唐本草》

中写道："黄连蜀道者粗大节平，味极浓苦，疗渴为最；江东者节如连珠，疗痢大善。"说明古时候四川及长江以东的地区都出产黄连，并且已经懂得了用来治疗痢疾、腹泻等疾病。金元医家刘完素云："古方以黄连治痢之最，治痢以之为君。"

清代袁枚在《服药有悟》一诗中生动地描述了黄连的功效：

> 前秋抱腹疾，香连一服佳。
>
> 今秋腹疾同，香连乃为灾。
>
> 方知内患殊，未可一例该。
>
> 天机本活泼，刻舟求剑乖。

清代清凉道人《听雨轩笔记》记载：叶天士的母亲得了病，叶天士亲自医治效果不好，因为医生给自己或者亲人看病，往往因为感情因素影响诊断和用药，后来不得不请了一个姓章的医生来，章医生给叶天士的母亲诊完病问道："老夫人近期都服用的是什么药？"叶天士就把为母亲开的药方给章医生看，章医生默默看完后说："你开的处方与病理相合理应奏效，但老夫人心胃有热，应该加上一味黄连才可全愈。"叶天士叹了一口气说："我也想用，但母亲年事已高，怕伤了正气，所以不敢用。"章医生说："老夫人脉象实而有力，并非虚证，用过后对身体不会有伤害。"叶天士认为有道理，于是就加上了黄连，老夫人服用后不久果然痊愈了。

因为黄连味道太苦，所以流传下来很多关于黄连的典故和歇后语。

《韩非子·外储说左上》云："夫良药苦于口，而智者劝而饮之，知其入而已己疾也；忠言拂于耳，而明主听之，知其可以致功也。""忠言逆耳利于行，良药苦口利于病"就是从黄连引申来的。还有很多民间常用的歇后语，比如：

黄连树下弹琴——苦中作乐。

黄连树下一棵小草——苦苗苗。

黄连树上吊苦胆——苦上加苦。

黄连木雕图章——刻苦。

大锹刨黄连——挖苦。

先吃黄连后吃蜜——先苦后甜。

哑巴吃黄连——有苦说不出。

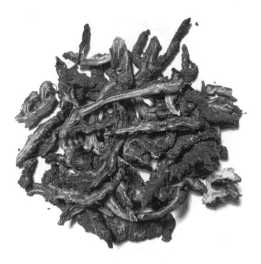

黄连（药材）

诗人笔下的"经典"地黄

在我们生活中经常会听到六味地黄丸这种中成药，其中的主要成分之一就是地黄。地黄是玄参科地黄属多年生草本植物，高可达30厘米，根茎肉质，新鲜时呈黄色；初夏开花，花在茎顶部略排列成总状花序，淡紫红色，具有很好的观赏性；蒴果卵形至长卵形，花果期是4—7月。因其地下块根为黄白色而得名地黄，其根部入药，是一种传统中药材。地黄秋季采挖，除去芦头、须根及泥沙，鲜用或炮制

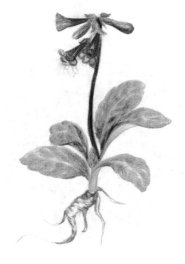

地黄

后使用。地黄分布于辽宁、河北、河南、山东、山西、陕西、甘肃、内蒙古、江苏、湖北等地区，国外也有栽培。

地黄最早出现在《神农本草经》中，依照炮制方法分为：鲜地黄、干地黄和熟地黄，虽然都是地黄，但其药性和功效有很大的差异。鲜地黄味甘、苦，性寒，有清热生津、凉血、止血等功效；鲜地黄烘焙至约八成干就成了生地黄，生地黄味甘，性寒，具有清热凉血、养阴生津等功效；将生地黄蒸至黑润，取出晾晒、干燥后即得熟地黄，熟地黄味甘，性微温，具有补血滋阴、益精填髓等功效。

因为地黄名气大，从古至今有很多关于地黄的诗句流传。

相传在唐代，有一年大旱，庄稼颗粒无收，百姓没了粮食，只能靠野菜、树皮充饥，有一些人在田野里采挖一种叫"地黄"的野草后卖给那些地主老财家，就是为了换点人家喂马剩下的饲料来吃。富人用地黄喂马，马膘肥体壮，而穷人只能吃马剩下的饲料。诗人白居易对这种人不如牛马的社会现象非常不满，当即写下了《采地黄者》：

麦死春不雨，禾损秋早霜。

岁晏无口食，田中采地黄。

采之将何用？持之易糇粮。

凌晨荷锄去，薄暮不盈筐。

携来朱门家，卖与白面郎。

与君啖肥马，可使照地光。

愿易马残粟，救此苦饥肠。

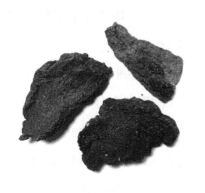

地黄（药材）

《抱朴子》中记载："楚文子，服地黄八年，夜视有光，古人均以此久服延年。"说明地黄对人的身体也非常有益。宋代文学家苏轼老年时，常感身体不适、口渴心烦，他读了白居易的《采地黄者》之后想到，既然地黄能使马膘肥体壮，那会不会对人体也有益处呢。于是他开始研究并食用地黄，结果身体疲劳衰弱的症状很快有了好转，于是他挥笔写下《小圃地黄》：

地黄饲老马，可使光见人。
吾闻乐天语，喻马施之身。
我衰正伏枥，垂耳气不振。
移栽附沃壤，蕃茂争新春。
沉水得稚根，重汤养陈薪。
投以东阿清，和以北海醇。
岩蜜助甘冷，山姜发芳辛。
融为寒食汤，咽作瑞露珍。
丹田自宿火，渴肺还生津。
愿响内热子，一洗胸中尘。

止咳良药川贝母

　　川贝母简称川贝，是百合科贝母属多年生草本植物，植株可达50厘米。叶对生，叶片条形至条状披针形；花通常单朵，紫色至黄绿色；蒴果长棱上有狭翅；5—7月开花，8—10月结果。川贝母主要分布于中国西藏、云南和四川，也见于甘肃、青海、宁夏、陕西和山西，尼泊尔也有分布。川贝母通常生于树林中、灌木丛下、草地、河滩、山谷等处。川贝母入药的部位是其干燥后的鳞茎。川贝母味甘、苦，性微寒，具有清热润肺、化痰止咳、散结消肿等功效，是中医传统的中药材，川贝和枇杷、川贝和雪梨等配伍都是家中常用的止咳药方。

　　据说川贝和雪梨止咳的方法跟唐初政治家魏征有关。

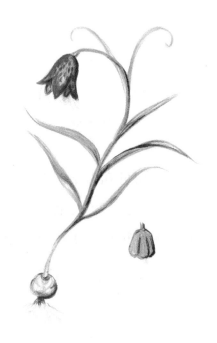

川贝母

魏征不仅是唐初名臣，而且十分孝顺，魏征的母亲患咳喘病多年，虽然四处求医，但效果甚微，魏征心里十分着急。唐太宗得知此事后，就派御医前往诊病。御医看完后开了一剂方子，里面有川贝母、杏仁、陈皮等药材，可是老夫人却因药汤太苦不肯服用。

第二天，魏征的母亲想吃梨，魏征立即派人买回来，并将梨削皮切成小块送给母亲，但是老夫人却因牙齿脱落嚼不动，只吃了一小片后就不吃了。魏征心想，那就把梨用水煮了给母亲喝吧！没想到，老夫人尝了一口觉得非常好喝，魏征见母亲非常喜欢梨汤，于是又想何不把御医开的药汤掺在梨汤里，母亲喝了就可以治病了，为了中和苦味，他又在其中放了一些糖。就这样一直熬到三更，魏征不知不觉睡着了。等他睁开眼睛揭开药罐盖时，药汤都熬干变成糖块了。魏征无奈，只能将糖块送给母亲，没想到这糖块又酥又甜，入口即化，老夫人很喜欢吃。魏征见状心里很高兴，于是他就每天给母亲用药汤和梨汤加糖熬成糖块，更让人意想不到的是，母亲这样吃了近半个月，不但食量增加了，而且咳喘病也有所好转。

魏征用川贝和雪梨煮汁治好了母亲的病，这消息很快传开了，医生也用这一妙方来为患者治病疗疾，均收到了良好效果，后世医家在此基础上逐步衍化成了川贝雪梨膏。

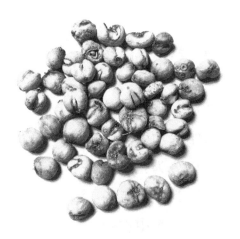

川贝母（药材）

富有诗意的京半夏

半夏属天南星目，天南星科，半夏属多年生草本植物，又名地文、守田等。半夏植株高 15—30 厘米，球形或扁球形块状茎；叶出自块茎顶端，一年生的叶为单叶，卵状心形，两三年后，变为三小叶的复叶；花茎直立且长于叶，顶端生肉穗状花序，上部附属物由中轴延伸成鼠尾状；浆果呈卵状椭圆形；花期 5—7 月，果期 8—9 月。半夏广泛分布于中国长江流域以及东北、华北等地区，在西藏也有分布，生长于海拔 2500 米以下，半夏以北京产为最佳，所以又叫京半夏。

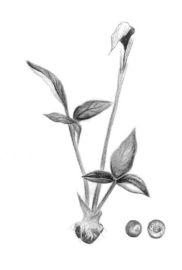

半夏

半夏的块茎干燥后入药，夏、秋二季采挖，洗净，除去外皮和须根，晒干即成，其味辛，性温，有燥湿化痰、降逆止呕、消痞散结等功效。半夏根据炮制方法不同可以分为：清半夏、法半夏和姜半夏。因其本身有一定的毒性，在《神农本草经》中被列为下品。

古代，人们将夏至分为三候："初候，鹿角解；二候，蜩始鸣；三候，半夏生。"因为半夏是在夏至左右成熟，此时夏天已过半，所以叫半夏，《祀记月令》云："五月半夏生，盖当夏之半，故名。"

关于半夏的名字还有一个故事。相传在很久以前，有位叫白霞的姑娘，她在田野里割草时，挖到了一种植物的地下块茎，由于饥饿难耐，她就试着将块茎放进嘴里，想拿它填饱肚子，谁知吃完就吐了起来，她赶快用生姜止呕，神奇的是不仅呕吐止住了，连久治不愈的咳嗽都治好了。于是，白霞就用这种药和生姜一起煮汤给乡亲们治咳嗽病，效果非常好。但这种植物块茎含浆液丰富，要清洗好多次才能使用。一天，白霞在河边清洗这种药的时候，不慎滑入河中而丧命，当地人们为了纪念她，就把这种药命名为"白霞"。后来，人们又发现

"白霞"在夏秋季节采收，随着时间的推移，就逐渐把"白霞"改成"半夏"了。

唐代诗人王建《寄刘蕡问疾》云：

> 年少病多应为酒，
> 谁家将息过今春。
> 赊来半夏重熏尽，
> 投著山中旧主人。

清末张锡纯是善用半夏的名医。据说曾有一外国人呕吐不止，看遍西医都束手无策，张锡纯用自制半夏加茯苓、生姜等制成方剂，病人服用几次后效果显著，数日后痊愈，西医对此非常惊讶，敬佩不已。

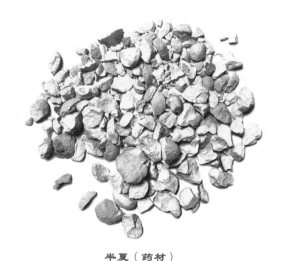

半夏（药材）

自古男儿当远志

远志是蔷薇亚纲，远志科远志属多年生草本植物，植株高20—40厘米；主根粗壮呈圆柱形，长达40厘米，肉质肥厚，淡黄白色，有少数侧根；茎直立或斜上，丛生，上部多分枝；叶互生，狭线形或线状披针形；总状花序，花淡蓝紫色；蒴果扁平，呈卵圆形；种子卵形，微扁，棕黑色；花期5—7月，果期7—9月。远志全株可入药，其味苦、辛，性温，具有安神益智、祛痰、消肿等功能，多产于我国东北、华北、西北、华中以及四川等地区。

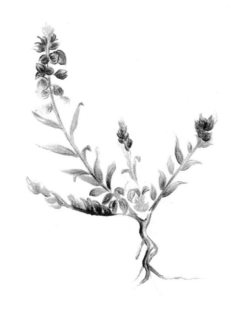

远志

三国时期，司马昭派遣大将邓艾、钟会攻蜀，蜀国皇帝刘禅昏庸无能，开城投降。蜀国大将姜维此时正在剑阁苦守，当他知道皇帝已经投降后仰天长叹，但仍然没有放弃复兴汉室的信念，

于是他假装投降，以便保存
实力等待机会。姜维的母亲
听说儿子投降了曹魏，气得
破口大骂道："逆子无德，
何不以身殉国。"并写了一
封信斥责姜维大逆不道。姜
维接到母亲来信，心中忐忑
不安，如果把实情告诉母亲，
恐怕密谋被泄露；如果不跟

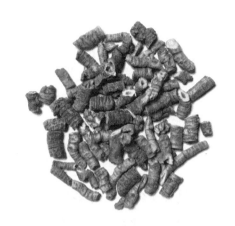

远志（药材）

母亲说，又不忍看到母亲伤心。思来想去，终于想到了一个绝妙的方
法，他托人给母亲带去两味中药，一味是远志，一味是当归。母亲收
到后顿时明白了姜维的苦心，为了让姜维了却对自己的牵挂，她毅然
决然撞墙自尽。

后世为了纪念姜维及其母亲的家国大义，在四川剑阁修建了姜维
祠，祠中有一副对联：雄关商阁壮英风，捧出热心，披开大胆；剩水
残山余落日，虚怀远志，空寄当归。清末诗人龚自珍也曾面对列强瓜
分领土却报国无门，奋而以远志为名赋诗明志：

> 九边烂熟等雕虫，
>
> 远志真看小草同。
>
> 枉说健儿身手在，
>
> 青灯夜雪阻山东。

补血圣药当归

当归是伞形科，属多年生草本植物，植株高 40—100 厘米；根为圆柱状带有分枝，多数有肉质须根，黄棕色，有浓郁香气；茎直立，绿白色或带紫色；三出复叶；伞形花序；果实椭圆至卵形；花期6—7 月，果期 7—9 月。当归入药的部位是其根部，其味甘、辛，性温，具有补血活血、调经止痛、润肠通便等功效。

当归名字的由来有很多说法，其中《药学词典》说："当归因能调气养血，使气血各有所归，故名当归。"还有一种说当归的原产地在甘肃岷县。唐朝时，岷县附近叫"当州"，因唐以前这一带为"烧当羌"族居住之地，当地有一种香草叫"蕲（qí）"，就是当归，古代"蕲"与"归"发音押韵相同，所以叫当归。

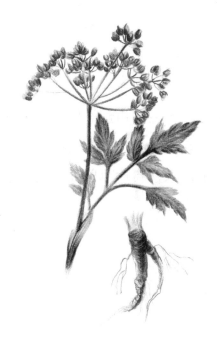

当归

关于当归有一个著名的典故。三国时东吴名将太史慈，善骑射，箭不虚发，曾经百米之外一箭射穿守军士兵的手掌，并牢牢钉在柱子上。曹操认为此人可用，便想要招致麾下，思来想去没有写信而是托人给太史慈送去一盒当归。当然，最后太史慈并没有归顺曹操，但是曹操不用书信而用送当归的方法也不得不让人佩服，因为如果曹操写的信被东吴发现，会以为太史慈早就暗中勾结曹操，很可能会招致杀身之祸，而当归既表达了曹操的心意，又保护了太史慈，可谓一举两得。

宋代诗人王质《浣溪沙·和王通一韵简虞祖予》中写道：

> 何药能医肠九回。榴莲不似蜀当归。却替征帽解戎衣。
> 泪下猿声巴峡里，眼荒鸥碛楚江涯。梦魂只傍故人飞。

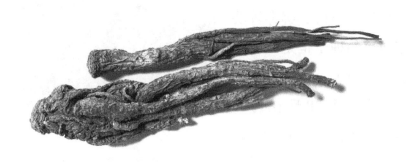

当归（药材）

助霍去病大胜的车前草

车前草是车前科，车前属一年生或二年生草本植物。车前草是一种田间地头、房前屋后、道旁溪边处处可见的小草，在我国各地均有分布，也产于朝鲜半岛、俄罗斯、哈萨克斯坦、阿富汗、蒙古、巴基斯坦、印度等国。车前草全草可以入药，其味甘，性寒，具有清热、利尿、祛痰、凉血、解毒等功效。车前草的种子也是一味中药，名叫车前子。

车前草最早出现在诗经中，称为"芣苢"（fú yǐ），

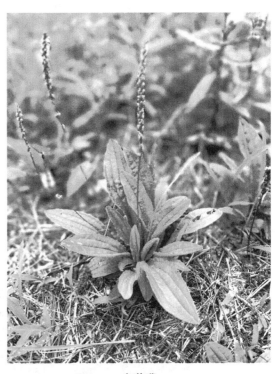

车前草

《诗经·周南》载："采采芣苢，薄言采之。采采芣苢，薄言有之。采采芣苢，薄言掇之。采采芣苢，薄言捋之。"描述的是在风和日丽的春天，一群田家妇女在原野上一边采摘车前草，一边嬉戏打闹的欢

乐场景。车前草在《神农本草经》中被列为上品。《本草纲目》中记载："此草好生道边及牛马迹中，故有车前、当道、牛遗之名；幽州人称它为牛舌草。因蛤蟆喜欢藏在此草的下面，所以江东人称其为蛤蟆衣。"《本草图经》对车前草的描述也很美："春初生苗，叶布地如匙面，累年者长及尺余。中抽数茎，作长穗如鼠尾。"形容叶子像我们吃饭用的汤匙，叶片中生出长着穗的长茎。

相传，西汉名将霍去病在一次抗击匈奴的战争中，被匈奴围困在一个荒芜人烟的地方。时值六月，暑热蒸人，粮草将尽，水源不足。将士们纷纷病倒，许多人小便淋漓不尽，面部浮肿。面对这一困境，霍将军焦急万分。正在万难之际，将军的马夫发现所有的战马都安然无恙，他又仔细观察，发现这些战马都在吃生长在战车前面的一种野草，他将这一现象报告给霍去病。霍将军想，既然战马吃了这种草安然无恙，让士兵吃了是不是也能治病呢？于是他立即命令将士们用这种野草煮汤喝。说也奇怪，将士们喝了这种野草汤以后，皆奇迹般地痊愈了。士兵们又继续英勇奋战，打击匈奴，并取得了这次战斗的胜利。霍将军大喜，因为这种草生长在战车前面，

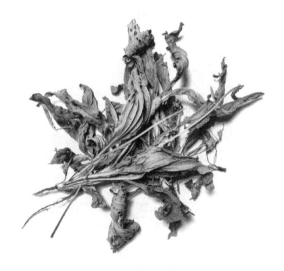

车前草（药材）

37

所以就将这种野草命名为车前草。

唐代张籍《答开州韦使君召寄车前子》诗云：

开州午月车前子，作药人皆道有神。
惭愧使君怜病眼，三千里外寄闲人。

引发两国战争的桑叶

桑叶是桑科植物桑树的叶子，叶片呈宽卵形，叶片基部心形，顶端微尖，边缘有锯齿，叶脉密生白柔毛。桑叶干燥后可入药，霜后采摘的为佳品。桑叶味苦、甘，性寒，具有疏散风热、清肺润燥、平肝明目、凉血止血等功效。

人们都知道桑叶可以养蚕，但是对桑叶的

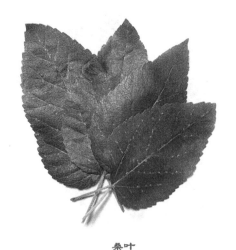

桑叶

药用功能知道的却不多。《诗经》中有"彼汾一方，言采其桑"的句子，说明早在三千多年前，我们的祖先已经发现并开始使用桑叶了。《神农本草经》中说桑叶有除寒热出汗的功效；金元四大家之一的朱震亨在《丹溪心法》中记载："经霜桑叶研末，米饮服，止盗汗。"《本草纲目》中记载桑叶还可以治疗青盲症（一种眼睛疾病）。除了桑叶之外，桑树的果实叫桑葚，不仅可以入药，还是一种非常可口的时令水果；桑树的皮、根也均可入药。

桑叶虽然看起来普普通通，但是因为一片小小的桑叶，曾经引发过两个国家的战争。

《史记·吴太伯世家》中记载："初，楚边邑卑梁氏之处女与吴边邑之女争桑，二女家怒相灭，两国边邑长闻之，怒而相攻，灭吴之边邑。吴王怒，故遂伐楚，取两都而去。"故事发生在春秋时期的楚国和吴国之间，当时吴国的钟离和楚国的卑梁是两个相邻的小城，两城中间有一片桑林。有一天，一名楚国的女子在此采桑叶，这时一名吴国女子认为桑树是自己村子里的，于是就去

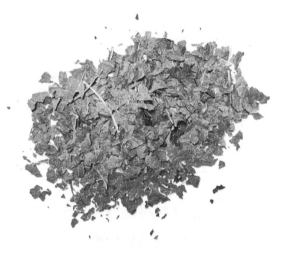

桑叶（药材）

驱赶这名楚国女子，楚国女子不走，两人便争吵起来。这时楚国女子的家人赶过来把吴国女子打了一顿。吴国女子吃了亏，回去后告诉了村长，于是村长就带领一大群身强力壮的村民冲到楚国女子村子里一顿打砸。此事被楚国卑梁的邑长知道了，邑长便召集兵马冲到吴国，把毫无准备的钟离城给毁了。这事越闹越大，吴王僚派遣公子光，也就是后来的吴王阖闾派出大军，这边楚平王也调兵遣将，两国军队竟因为一片桑叶大动干戈，最终吴国军队获胜，占领了楚国两座城池。宋代陆游在《书喜》一诗中写道："俗美农夫知让畔，化行蚕妇不争桑。"后来就用争桑一词来表示因小事大动干戈、不知礼让的意思。

桑树还被用来指代家乡。《诗经·小雅·小弁》中有："维桑与梓，必恭敬止。靡瞻匪父，靡依匪母。"意思是见了桑树、梓树容易引起对父母的怀念，所以起恭敬之心，后世即以"桑梓"作为家乡的代称。

以御医命名的徐长卿

徐长卿是萝藦科鹅绒藤属多年生草本植物。高约 1 米；根须状，叶对生，叶片线状呈披针形；夏季开花，圆锥状聚伞型花序，花朵呈黄绿色。种子长圆形，花期 5—7 月，果期 9—12 月。多生于向阳的山坡及草丛中，我国大部分地区均有分布。徐长卿的根和带根的全草入药，其味辛，性温，有祛风、化湿、止痛、止痒等功效。

"徐长卿"一名首见于《神农本草经》，别名"鬼督邮""老君须"等，被列为下品，这是一种以人名命名的中药，在我国传统文化中并不多见。

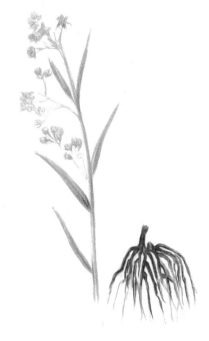

徐长卿

相传宋太祖赵匡胤称帝后，大权在握，终日饮酒作乐，以致伤到了身体，不少御医诊治后，效果都不太好。太祖也没有办法，只好每日这样捱着。这一天，徐长卿入朝，看见宋太祖脸色非常不好，一只手摁着肚子，因为疼痛汗珠从额头滴下来，于是急忙上前询问。太祖就把生病的缘由和御医开的方子都跟徐长卿说了一遍，徐长卿从小学过医术，懂一些中医药知识，他记得曾经在野外采过一味草药，也许可以医治太祖的病，于是他就匆忙采回来煎好后给赵匡胤服用，这药果然有效，很快太祖的病就痊愈了。赵匡胤很惊讶地问："你给朕吃的什么药？"徐长卿吞吞吐吐地答道："陛下，恕臣无礼，此药还没有名字，请陛下赐名。"赵匡胤闻言道："不如就用你的名字，叫徐长卿吧。"从此，这种中草药有了一个叫徐长卿的药名了。

现代药理研究表明，徐长卿含丹皮酚、黄酮甙和少量生物碱，这些物质具有镇痛、镇静、抗菌、降压、降血脂等作用，同时对骨伤科的跌打损伤、腰椎痛，胃炎、胃痛、胃溃疡等引起的胃脘胀痛均有十分显著的止痛效果，难怪宋太祖的老胃病能被治愈。

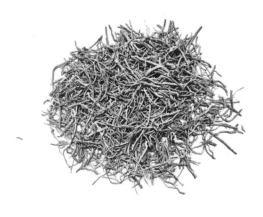

徐长卿（药材）

以皇帝命名的刘寄奴

刘寄奴是另一种以人名，也是唯一一个以皇帝名字命名的中药材。刘寄奴有南北之分，南刘寄奴是菊科植物奇蒿，北刘寄奴为玄参科植物阴行草，两者虽然名字相似，但不是同一种植物。

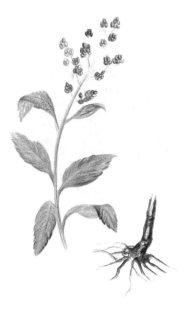

南刘寄奴

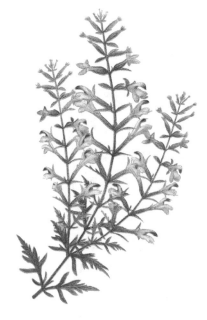

北刘寄奴

南北刘寄奴全草均可入药。南刘寄奴味苦、辛，性温，具有活血通经、散瘀止痛、止血消肿、消食化积等功效。北刘寄奴味苦，性寒，具有活血祛瘀、通络止痛、凉血止血、清热利湿等功效。

辛弃疾《永遇乐·京口北固亭怀古》是很多人非常熟悉的一首词，里面有一句："斜阳草树，寻常巷陌，人道寄奴曾住。想当年，金戈铁马，气吞万里如虎。"这里的寄奴是指南朝宋武帝刘裕，恰恰是这个皇帝，将自己的名字跟这味中药材结下了不解之缘。

据《南史》记载，南北朝时期的宋武帝刘裕，小名叫寄奴，原为东晋大将。在他称帝前，有一次率兵出征新洲，敌军主力被消灭后，其残余人马逃到了山林里。刘裕在带兵追剿途中，被一条横卧在路上的巨蛇挡住了前路。刘裕弯弓搭箭一箭命中巨蛇，巨蛇负伤而逃。第二天，刘裕继续带兵到山林中搜索敌军，忽然听到山林深处有敲击的声音，便派士兵前去察看。

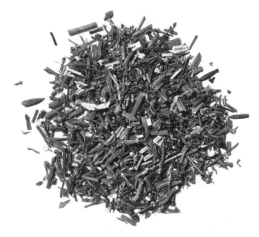

北刘寄奴（药材）

看。士兵跟着声音前进，不一会儿就看见几名青衣童子正在捣药，于是立刻冲了过去。童子们见状赶忙趴在地上哀求说："不要杀我们，因为昨日刘将军射中我家主人，我家主人疼痛难忍，才命我们在这里捣药回去给他疗伤的。"士兵们将情况报告给刘裕，刘裕觉得蹊跷，就前往察看，发现青衣童子不见了，只见地上散落着一些草药，就命人将草药带回去给受伤的士兵用，效果非常好，于是刘裕就在军队中推广使用这种草药。那时，人们不知这种草药叫什么名字，大家认为是刘裕将军射蛇而得的，便以刘裕的字"刘寄奴"为草药命名。

驱毒辟邪的艾草

艾草是菊科蒿属多年生草本植物。茎单生或少数，呈褐色或灰黄褐色，叶片上面有灰白色短柔毛，椭圆形头状花序，果实为长卵形或长圆形瘦果，花果期9—10月，植株有浓烈香气。艾草原产于中国、蒙古、俄罗斯和朝鲜半岛等地，在我国艾草分布极广，除极干旱与高寒地区外，低海拔至中海拔地区的荒地、路旁河边及山坡等地都有分布。

艾草全草可入药，味苦、辛，性温，有去湿散寒、消炎止血、平喘止咳、抗过敏等功效，历代医籍均记载其为止血良药。艾叶晒干捣碎制成"艾绒"，然后碾成条状就是艾灸用的艾条，也可以用来做药枕，此外还可以用作杀虫的农药或消毒的熏烟，嫩芽

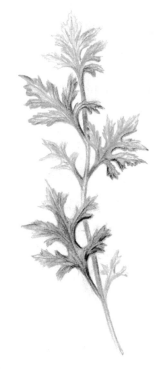

艾草

及幼苗还可以作为食物。

艾草是我们祖先最早认识的药用植物之一。相传艾草是因为周武王身边一位名医最早发现而得名的，这位名医名叫萧艾，于是周武王就取其中的"艾"字做了这种草的名字。《内经》云："针所不为，灸之所宜"，意思是如果有些病不能用针刺法治疗，那么用灸治法可能比较合适。可以看出古人很早就了解了艾灸的优势，在治病中针灸和艾灸相互补充，各施所长。《孟子·离娄》云："犹七年之病，求三年之艾也。"这里的艾是指放置了三年的艾草，药效可以治疗七年的疾病。《名医别录》称其为"医草""灸草"。

艾草除了是一种药材，在中国民间还有源远流长的文化，有一个著名的成语"一日不见，如隔三秋"就跟艾草有关，这句话出自《诗经·王风·采葛》："彼采艾兮，一日不见，如三岁兮。"大致的意思是说那个采艾的姑娘呀，一天不见好像隔了三年一样。

有句谚语"清明插柳，端午插艾"，其中"端午插艾"的来历还有一段故事。据说唐朝末年，黄巢率农民军起义。起义军队打到河南邓州城时，黄巢乔装成老百姓去察看地形。突然，他看见逃难的人群里走过一个农妇，手里拉着一个两三岁的小男孩，怀里却抱着一个五六岁的大男孩。黄巢很是纳闷，便上前去询问："你为什么拉着小的，却抱着大的？"那农妇说："县衙今天挨门传令，说黄巢马上要血洗邓州！大的这个孩子，父母都已经被乱军杀死，如今只剩下这根独苗了。小的这个是我的亲生儿子，万一黄巢追来，我宁肯丢掉自己的孩子，也要留下邻家的这根独苗。"黄巢听了，为农妇的大义所感动，他对农妇说："我黄巢专和官府作对，决不伤害无辜百姓！"说着，他拔出佩剑砍倒路边两株艾草，交给农妇说："大嫂，你赶快回城传话，让穷人门上都插上艾叶，有这个记号，保证不会受到伤害。"这个消息很快传遍了全城，

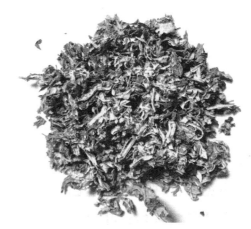

艾草（药材）

当晚穷人家的门上都插上了艾叶。第二天正好是五月初五，起义军攻下了邓州，杀了县官，而老百姓却没有受到一点伤害。从此，每逢端午节，家家户户都会在门口悬挂或插上用红纸扎好的艾草，以保佑家人的平安。后来人们还把艾草扎成人形或编织成老虎的形状，称为"艾人""艾虎"佩戴在身上，以示驱毒辟邪。还有的地方，人们把采摘的艾叶和糯米一起制成青团，寓意食后可"攘病保安康"。

宋代诗人苏轼在一首《浣溪沙·软草平莎过雨新》中写道：

软草平莎过雨新，轻沙走马路无尘。何时收拾耦耕身？
日暖桑麻光似泼，风来蒿艾气如薰。使君元是此中人。

夏季野菜马齿苋

马齿苋是石竹目、马齿苋科一年生草本植物。茎平卧，伏地铺散；枝淡绿色或带暗红色；叶片扁平肥厚，似马齿状；花瓣黄色，午时盛开；蒴果卵球形；种子细小，黑褐色，有光泽；花期5—8月，果期6—9月，中国南北各地均有分布。马齿苋耐旱亦耐涝，生命力强，常见于菜园、农田、路旁，是田间常见杂草。马齿苋全草入药，味酸，性寒，有清热利湿、解毒消肿、消炎、止渴、利尿等功效；种子可以明目；嫩茎叶可作蔬菜。

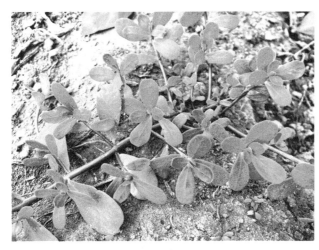

马齿苋

相传，在上古时代，天上有十个太阳，大地烤裂，草木皆枯，河水干涸，人们无法生存。一名叫后羿的勇士，擅长射箭，为了人能够生存，他先后射落九个太阳，尚存一个吓得藏在马齿苋下，后羿没有找到。为了报答马齿苋救命之恩，太阳给了马齿苋一个特殊功能，在盛夏，无论太阳光线多强也晒不死马齿苋，反而能开花结籽、生长旺盛，因此马齿苋又叫太阳草、报恩草。

唐代杜甫在《园官送菜》一诗中对马齿苋有详细描述：

清晨蒙菜把，常荷地主恩。
守者岂实数，略有其名存。
苦苣刺如针，马齿叶亦繁。
青青嘉蔬色，埋没在中园。
园吏未足怪，世事固堪论。
呜呼战伐久，荆棘暗长原。
乃知苦苣辈，倾夺蕙草根。
小人塞道路，为态何喧喧。
又如马齿盛，气拥葵荏昏。
点染不易虞，丝麻杂罗纨。
一经器物内，永挂粗刺痕。
志士采紫芝，放歌避戎轩。
畦丁负笼至，感动百虑端。

辟邪翁吴茱萸

吴茱萸是芸香科，属小型乔木或灌木。植株高 3—5 米，叶片呈卵形、椭圆形或披针形，花序顶生，果实是暗紫红色，成簇生长在一起，种子近圆球形，黑褐色，有光泽，花期 4—6 月，果期 8—11 月。在我国秦岭以南均有分布，生长于平地至海拔 1500 米山地疏林或灌木丛中，多见于向阳坡地。

吴茱萸是古老的传统中药植物，果实成熟后可入药，其味辛、苦，性热，具有散寒止痛、降逆止呕、助阳止泻等功效。

人们对每一味中草药的养生防病治病的作用，都有一个从无到有的认识过程。

相传春秋战国时期，这种植物只生长在吴国，名叫"吴萸"。当时吴国比较弱小，每年要向邻国楚国进贡。有一年吴王听说楚王有

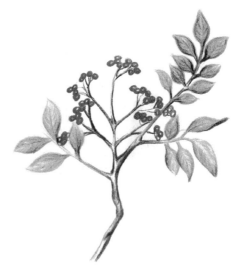

吴茱萸

50

胃寒腹痛的毛病，于是就用吴国特产的上等药材"吴萸"进贡给楚王。但是楚王贪爱金银财宝，看到吴国使臣进贡的是一堆草药，便大发雷霆，把使臣撵出了宫殿。楚国有一位精通医术的朱大夫与吴国的使者相识，他了解这种药材的作用，于是，便将使者接到自己家中，好言劝慰，并将草药留下。第二年，楚王旧病复发，腹痛如绞，上吐下泻，群臣束手无策。朱大夫见时机已到，便将"吴萸"煎汤献给楚王，楚王喝下后症状很快就消失了，于是就要封赏朱大夫，朱大夫此时将去年吴国献药一事讲述了一遍。楚王听后十分惭愧，于是专门派遣使者到吴国表示感谢，并下令在楚国广种吴萸。数年后，楚国瘟疫流行，多为腹痛腹泻的症状，此时楚国就用吴萸来治病，救活了很多人。老百姓为了感谢朱大夫之功，便将"吴萸"改称"吴茱萸"并沿用至今。

当时让吴茱萸家喻户晓的是唐代王维 17 岁时所作的《九月九日忆山东兄弟》这首诗。

> 独在异乡为异客，
>
> 每逢佳节倍思亲。
>
> 遥知兄弟登高处，
>
> 遍插茱萸少一人。

唐代郭震《子夜四时歌六首·秋歌》云："辟恶茱萸囊，延年菊花酒。"说的是民间认为吴茱萸可以辟邪，这里有一个故事。

传说东汉时期，有个叫桓景的人跟随当时著名的方士费长房学道，一天费长房对桓景说："九月九日你家将有大灾，你快回去，你给家人各做一个香囊，内装茱萸，挂在身上，然后登上附近的高山，再泡上一壶菊花酒，方可避之。"桓景虽然不太相信，但还是照办了。到了九月九日这天的傍晚，桓景下山一看，果然家内鸡犬全亡，幸好听从了费长房的话，家人得以幸存，从此吴茱萸又被称为"辟邪翁"。后来九月九日称为重阳节，这天又是秋冬之交，就有了佩戴茱萸、吃菊糕、饮菊花酒的习俗。

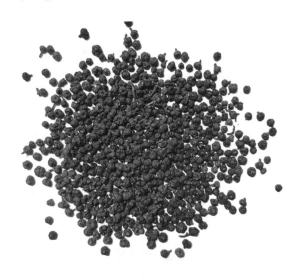

吴茱萸（药材）

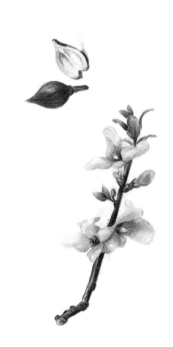

第二章

动物与矿物类药材

地下化石龙骨

　　龙骨这味中药并不是龙的骨骼，严格来说龙骨是属于矿物类药材。在远古时代，地球上生活着很多大型动物，比如一些犀类、象类、牛类、鹿类等动物，它们死亡后被深埋于地下，但是骨骼却并未被腐蚀，而是形成了骨骼化石，这就是中医里面所说的龙骨。象类动物化石叫五花龙骨，其他兽类的化石叫土龙骨。一般五花龙骨的药性优于土龙骨，龙骨味涩、甘，性平，具有镇心安神、平肝潜阳、固涩、收敛等功效。

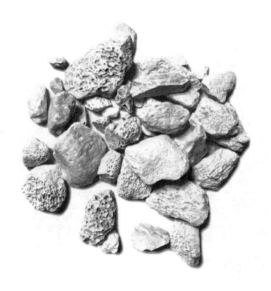

龙骨（药材）

清光绪年间，河南安阳有一个理发匠，身患疮疖而无钱买药医治，就用捡来的骨片碾成粉敷在疮上，不久脓水被吸干，伤口也就痊愈了。大夫说这骨片就是中药龙骨，于是他四处收集这种骨片，卖给药铺。后来，有一个叫王懿荣的官员，也是一位金石学家，爱好考古，有一次他患了疟疾，按医生的处方从药店抓来了龙骨等药材。在他查验药材时发现这些龙骨上有刀刻的痕迹，仔细研究后发现是一些像文字的符号，并且与殷商青铜器上的铭文十分相似，他便把药店所有骨片都买了回来。后来证实这些甲骨是商代占卜所用的骨片，上面的文字即是甲骨文，甲是龟的腹甲，骨是兽骨，如牛胛骨和鹿头骨等。于是，这些刻字的甲骨身价倍增，成为研究历史的重要线索。

到目前为止发现的甲骨有近20万片，其中约1400字已经被解读，还有2000余字没有解读出来。

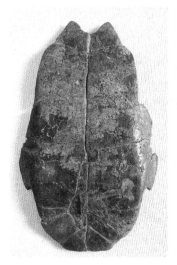
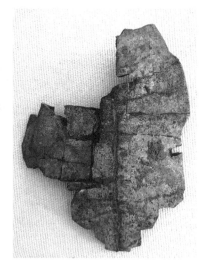

甲骨

五毒克星雄黄

雄黄是一种硫化物类矿物，主要成分是二硫化二砷（As_2S_2），呈深红色或橙红色不规则块状，有淡橘红色的条痕，晶体表面有金刚石样光泽，质地较脆，易碎，有股轻微的臭味。雄黄味辛，性温，具有解毒、杀虫、截疟、燥湿祛痰等功效。

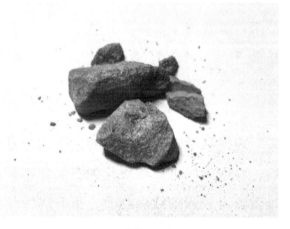

雄黄

早在西汉时期，雄黄、朱砂等就作为炼丹的原料被方士使用，练成后的丹药专供王公贵族服用，在这个过程中这些方士逐渐掌握了雄黄的药性。古代社会，普通民众生活条件简陋，无论是日常饮食起居，还是公共卫生条件，都存在很多安全隐患。尤其是长江流域，由于气候温暖湿润，遍布蛇虫猛兽，这些方士发现雄黄是这些动物的天然克星，于是他们便使用雄黄等烈性中药碾成粉，撒在房屋周围驱赶这些毒蛇虫蚁。

雄黄作为一种药材，可以当作杀虫药、解毒剂。古人认为雄黄能驱毒辟邪，如果人佩戴了雄黄进入山林，虎豹则会主动避开，下入江河则百毒不侵。

传说战国末年，楚国大夫屈原怒投汨罗江，附近村民为了不让鱼虾啃食屈原遗体，纷纷把粽子、咸蛋抛入江中。一位老中医拿来一坛雄黄酒倒入汨罗江里，说是可以药晕水里的鱼虾，保护屈原的遗体。后来，每当端午节，居住在汨罗江两岸的人们就将雄黄酒涂抹在自己孩子身上，使他们免受虫蛇伤害，这就是端午节吃粽子饮雄黄酒的来历。

现代科学证明，雄黄的主要成分是硫化砷，当它加热到一定温度后，在空气中可以被氧化为三氧化二砷，也就是俗称的砒霜。另外，雄黄含有较强的致癌物质，更有腐蚀作用，服用雄黄极易使人中毒，因此要谨慎使用。

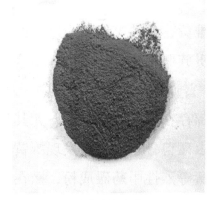

雄黄（粉末）

价比黄金的牛黄

　　牛黄是牛的胆结石。完整的牛黄多呈卵形，表面是金黄色或者是黄褐色，细腻而有光泽。牛黄干燥后入药，中医认为牛黄味甘，性凉，具有清心、豁痰、开窍、凉肝、息风、解毒等功效。天然牛黄很珍贵，国际上的价格高于黄金，所以现在大部分使用人工牛黄代替天然牛黄。

　　在我国，牛黄入药很早，《神农本草经》将其列为上品。明代著名医家缪希雍评价牛黄："牛为土畜，惟食百草，其精华凝结为黄，犹人身有内丹也，故能解百毒而消痰热，散心火而疗惊痫，为世神物，诸药莫及也。"历代名贵中药以牛黄为主药的很多，比如大名鼎鼎的安宫牛黄丸、牛黄上清丸、牛黄解毒丸等。

　　关于牛黄的来历，有一个传说，相传战国时期，扁鹊在渤海一带行医，他的邻居阳文因为中风瘫痪了，并且还经常抽搐、昏厥。这天扁鹊为了治阳文的病煅烧了一块青礞石，准备碾成粉末作为药材。这时突然听到外面传来一阵吵闹声，扁鹊出门去看，原来阳文家有一头黄牛，近日莫名其妙地消瘦下来，已经不能耕地了，于是阳文的儿子阳宝就请了乡邻来帮忙宰牛，众人发出吵闹声是因为在牛的身体里发现了一块奇怪的石头，大家都不认识，于是议论纷纷。扁鹊觉得这

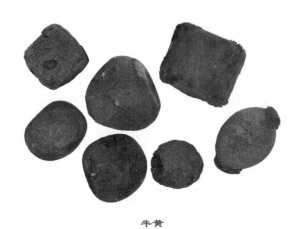

牛黄

块石头很奇特，于是就让阳宝先把它放在自己家里，于是阳宝就随手把它跟桌上的青礞石放在了一起。这时候，阳文的病又发作了，扁鹊一边匆匆赶去为阳文治病，一边让阳宝去拿桌上的青礞石。阳宝情急之下也没看清楚，随手就把那块牛身上的石头拿了过来，扁鹊急忙切下来一小块研磨成粉让阳文服下。过了一会儿阳文的症状逐渐减轻了，停止了抽搐，神志也逐渐清醒过来。待扁鹊回到家中，发现青礞石还在桌上，于是就问家里人："是谁动了那块牛身上的石头？"家人回答："是你刚才吩咐阳宝来拿的呀！"因为这个意外的差错，扁鹊陷入了沉思："难道那块石头也能治阳文的病？"于是第二天，他有意在阳文的药中把青礞石换成了牛身上的石头，没想到几天后阳文的病大为好转，连多年瘫痪的肢体也能微微活动了，这下让扁鹊确认了这块石头有神奇的功效。因为是从牛身上取下来的，又是黄色，于是扁鹊就给它取名"牛黄"，又叫"丑黄"。

由于牛黄非常珍贵和稀有，自古以来价格就堪比黄金。为了获取牛黄，从朝廷到民间，人们都采用了很多办法，有的甚至不择手段。

古书记载，宋徽宗政和初年，户部下令全国在各州府征集牛黄为官办药局提供原料并限期完成，由于政令急如星火，各州县百姓竞相杀牛取黄，地方官员也乘机敛财，中饱私囊。但奇怪的是，很多被宰杀的牛体内没有发现牛黄，眼看时限快到了，牛也都快被杀光了，仍达不到政令中规定的数量。这时山东莱州有个知县实在看不下去了，就写了一封奏折上报给户部说："如果牛整天生病，吃不饱，大多会有牛黄，现如今生活太平，老百姓丰衣足食，牛也吃得好，睡得好，膘肥体壮的，身体里就无法产生牛黄，即便杀光所有的牛也未必能凑齐所需的数量。"户部恍然大悟，不再强收，老百姓也十分感激这名知县。

药效猛烈的石膏

石膏是我们比较熟悉的一种物质，比如画家们用石膏做成的模型练习素描，医生们用石膏来固定受伤的骨头等，但很多人却不知道石膏其实也是一味中药，并且有着很好的效果。

在我国，石膏是一种非常古老的矿物质中药。它的主要化学成分是含水硫酸钙，为纤维状的集合体，呈长块状、板块状或不规则块状，颜色呈白色、灰白色或淡黄色，有的半透明。常产于海湾盐湖和内陆湖泊形成的沉积岩中。

石膏入药的历史可以追溯到《神农本草经》，并被列为中品。其味甘、辛，性寒，直接使用具有清热泻火、除烦止渴等功效；煅烧后具有敛疮生肌、收湿、止血等功效。因为石膏通常是白色的，在传统中医理论中白色对应西方，古时星象学认为西方属于四灵中的白虎星镇守，同时石膏的药效猛烈，因此，石膏被很多医家称为"白虎"，很多含有石膏的药方也以"白虎"命名，比如在医圣张仲景的《伤寒杂病论》中，就记载了一种叫作白虎汤的方剂，其中就含有石膏。

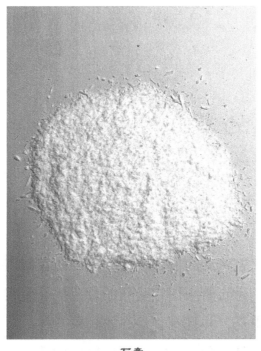

石膏

有机宝石珍珠

　　我们都知道珍珠是一种宝石，经常用来作首饰，其实珍珠作为一种药材，在我国已经有 2000 余年历史。从三国时的医书《名医别录》到明代的《本草纲目》、清代的《雷公药性赋》等，共计十多种医药古籍都对珍珠的疗效有明确的记载。珍珠味甘咸，性寒，具有安神定惊、清热滋阴、明目、解毒等功效。

　　珍珠产自贝类等软体动物体内，当异物进入贝类体内后，它们会分泌一种物质把异物层层包裹起来，经过一段时间就形成了珍珠。根据珍珠形成的原理，现在已经可以通过人工养殖来获取珍珠，但是在古代，人们只能通过捕捞来获得。产生珍珠的贝类有的生活在河流湖泊中，有的生活在海里，采集珍珠是一种非常辛苦和危险的工作。

　　唐代诗人王建《海人谣》云：

　　　　海人无家海里住，采珠役象为岁赋。
　　　　恶波横天山塞路，未央宫中常满库。

　　东汉时期，合浦郡（位于今广东、广西境内）盛产珍珠，当地百姓都以采珠为生。那里产的珍珠形状规整、色泽纯正，被朝廷选为贡品，人们称其为"合浦珠"。

因为采珠的收益很高，一些官吏就乘机巧立名目盘剥珠民。他们不顾珠贝的生长规律，一味地叫珠民去捕捞。结果，珠蚌逐渐迁移到邻近的交趾郡境内，在合浦能捕捞到的越来越少了。合浦沿海的百姓向来靠采珠为生，很少有人种植粮食，如今采不到珍珠，百姓收入大量减少，连买粮食的钱都没有，不少人因此而饿死。皇帝知道这件事后，派了一个名叫孟尝的人去合浦作太守。孟尝到任后，很快找出了原因，于是下令废除官府盘剥珠民的苛捐杂税，并且不准珠民滥捕乱采，让珠贝能够休养生息。结果不到一年，珠贝又多了起来，珍珠产量又恢复到原来的样子，百姓的生活再次富足起来。他们纷纷到太守衙门磕头拜谢，一时间孟尝被奉为神明，老百姓认为是他感动了上天，用神力找回了合浦珠。

孟尝的这场改革，虽然挽救了大批穷人的生计，却断了贪官们的财路。这太守当不下去了，孟尝只能辞官回乡，最后七十岁在家乡去世。初唐诗人王勃在《滕王阁序》里为之感慨说："孟尝高洁，空余报国之情"。合浦太守孟尝在两千多年前就懂得了"可持续发展"的道理，改善珠贝的生存环境，后来就有了"合浦还珠"的成语，比喻东西失而复得或人去而复回。

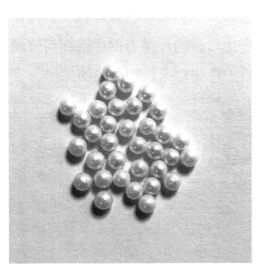

珍珠

瑞兽幼角鹿茸

　　鹿茸是一味传统的名贵中药材，通常取梅花鹿或马鹿新长出的带茸毛的幼角为原料，再经过炮制而成。古代医家认为，鹿之精气全在于角，而鹿茸为角之嫩芽，因而具有极高的药用价值和保健功能。现代技术检测发现鹿茸中含有磷脂、糖脂、胶脂、脂肪酸、氨基酸、蛋白质及钙、磷、镁、钠等多种成分，其中氨基酸成分占总成分的一半以上。鹿茸味甘、咸，性温，具有补气血、益精髓、强筋骨等功效。

　　在我国传统文化中，鹿是一种代表祥瑞的动物。因为古时人们居住在山林田野间，各种野生动物经常出没在人们周围。与凶猛的食肉动物相比，鹿不仅温顺而且生性安静，它们逐水草而居，给人一种美好的印象，以至历代文人墨客都很喜欢以鹿为题材进行创作。唐代诗人温庭筠在《早秋山居》中写道："果落见

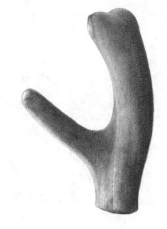

鹿茸

猿过，叶干闻鹿行。"描写的是森林里猴子在捡拾掉落的野果，小鹿踩到干枯的树叶发出沙沙的声音。宋代诗人梅尧臣在《鲁山山行》中写道："霜落熊升树，林空鹿饮溪。"呈现的也是一副宁静祥和的景象。

道教兴起后，鹿又成了很多神仙的坐骑，于是逐渐有了神话色彩，成为长寿的象征。诗仙李白在《梦游天姥吟留别》中写道："别君去兮何时还？且放白鹿青崖间。"中国古代神话中对鹿进行了分级，鹿的寿命不同，等级也不同。比如，鹿活一千年成为苍鹿，再活五百年化为白鹿，再活五百年化成玄鹿。

关于鹿为什么能长寿还有一个神话故事。据说鹿和鹤原是神仙的宠物，他们跟随神仙到处游历，后来认识了玉帝。有一天，鹿对玉帝说："陛下您神通广大、无所不能，能不能赐我长生不老，这样我就能一直陪在神仙身边了。"玉帝想了想说："我不能让你长生不老，但我可以帮助你延长寿命。"于是玉帝将一对龙角赐给了鹿，从此鹿的头上多了一对角。因为这对角每次脱落后都会马上重新长出来，人们为了得到鹿角，就只好饲养它们。鹿因为有了角而延长了寿命，久而久之，

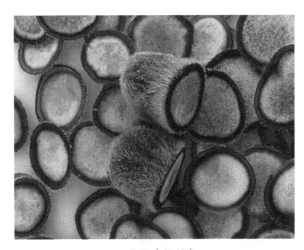

鹿茸（药材）

人们就把鹿当作长寿的象征。同时，人们认为这对角有强大的生命力，人吃了同样可以延年益寿，于是就把新出生的鹿角作为药材，取名"鹿茸"。

癞蛤蟆的武器蟾酥

蟾蜍俗称癞蛤蟆，其皮肤表面有很多疙瘩，疙瘩里面有毒腺可以分泌毒素。蟾蜍分泌毒素是为了保护自己，同时这种毒素也可制作成一种中药，叫作蟾酥。因为蟾蜍是一种益虫，所以现在的蟾酥都采用人工养殖的蟾蜍，将蟾蜍洗净后，挤出耳后腺及皮肤腺的白色浆液，然后放在圆形的模具中晾干即成。蟾酥呈棕褐色或红棕色，其味辛，性温，有毒，具有解毒、止痛、开窍醒神等功效。

蟾蜍在中国传统文化中也是经常出现的一种动物，有很多关于蟾蜍的成语，比如"蟾宫

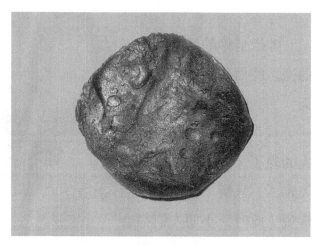

蟾酥

折桂"，比喻在科举考试中取得优秀的名次。民间称三条腿的蛤蟆为蟾，据说它能口吐金钱，被认为是吉祥之物，很多商店门口会摆放金蟾的雕塑，寓意生意兴隆，招财进宝。

相传吕洞宾的弟子刘海法力高强，喜欢云游四海降妖伏魔。有一次他降服了长年祸害百姓的蟾妖，在打斗中这只蟾妖被刘海砍断了一条腿，所以日后只余三只脚。这只蟾妖被刘海收服后，为了将功赎罪，从口里吐出金银财宝发给穷人，从此被称为金蟾。

知了的外壳蝉蜕

蝉蜕是蝉的幼虫退下来的壳。蝉俗称知了，每年夏天，一到晚上，小朋友就会三五成群地去树下抓知了，去的晚了，知了已经蜕完壳飞走了，只留下树上挂着的蝉蜕。此时，小朋友们都会非常失望，殊不知，其实蝉

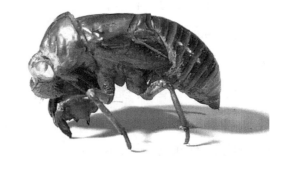

蝉蜕

蜕是一种非常有用的中药材。

蝉蜕表面呈黄棕色，半透明状，经现代医学检测，其中含有角蛋白、氨基酸等成分。《神农本草经》将其列为中品，其味甘、咸，性凉，具有疏散风热、利咽开音、明目退翳、息风止痉等功效。除此之外，自古蝉的形象就深入到百姓的生活中，商代的铜器上就有蝉纹图案，因为蝉能羽化，在道教中就被赋予了重生的寓意。古人认为蝉饮露水为生，是君子的象征。历代更有许多以蝉为主题的诗词传世，其中比较有名的是唐代诗人虞世南的《蝉》：

垂緌（ruí）饮清露，流响出疏桐。

居高声自远，非是藉秋风。

蝉的生长也很有意思，每年在树上放声高歌的时间其实是他们生命中最后的几周，在这之前，他们会经历一个漫长的蛰伏期。每年7—8月，雌蝉将卵产在细嫩的树枝内，第二年的5—6月，卵会孵化为幼虫，幼虫从树上下到地面，钻入土中，从此进入了漫长的地下生活。幼虫在地下生活的时间非常有趣，根据统计，有1年、3年、7年等不同时间，最长的会在地下生活17年，但所有的时间都是质数。科学家解释说，这样的时间会让蝉跟其他的同类错开出土的时间，不至于造成所有的蝉同一时间出现，否则蝉类就会产生争夺领土、食物等问题，但这样的答案是否正确人们不得而知，还需要未来的科学家们去继续探索。

吸血为食的水蛭

　　水蛭俗称蚂蟥，是一种软体动物，生活在河湖、水田中。水蛭的身体呈扁长圆柱形，嘴巴是个吸盘，能够紧紧地吸在人体或者动物的皮肤上，吸血时水蛭会分泌一种让血液无法凝固的唾液，从而让血液顺着伤口不停地流进水蛭口中。

　　水蛭干燥后可入药，味咸、苦，性平，具有破血通经、逐瘀消癥（zhēng）等功效，现代研究发现，水蛭制剂在防治心脑血管疾病和抗癌方面也具有一定的效果。

　　关于用水蛭治病，古文献还记载了一个楚惠王吞蛭的故事。

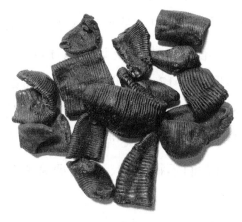

水蛭

春秋晚期，有一次楚惠王与群臣共宴，正当觥筹交错之时，突然楚惠王在一盘腌菜中发现了一条活水蛭，只见他沉思了一小会，接着居然就用腌菜裹着水蛭直接吞了下去。本来楚惠王就有因寒邪引起的旧病，结果不一会儿肚子就开始难受，吃不下饭了。令尹子西听说后，入宫探望，听说他吃了活水蛭，颇为不解。楚惠王说："我吃饭时发现盘中有水蛭，就想如果责问庖宰、监食这些人的话，这些人都得处死，我不忍心因为这一点错误而杀死这么多人，于是干脆就吞下去了。"结果到了晚上楚惠王上吐下泻，水蛭被吐了出来，神奇的是呕吐之后原来的病居然好了。南北朝医家陶弘景也记载了这一故事："楚王食寒菜（即酸菜），见蛭吞之，果能去绪积，虽有阴佑，亦是物理兼然。"

其实不仅中医会使用水蛭来治病，水蛭疗法在国外出现得也很早。公元1500年前后，埃及人首创水蛭放血疗法。在中世纪时，欧洲和阿拉伯地区也曾盛行用水蛭吸血来治疗某些疾病。现代医学发展起来后，证实了在水蛭体内存在多种药用成分，现在许多国家广泛养殖水蛭，用来制作药物的原材料。

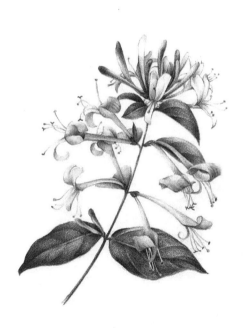

第三章

常见治疗方法

内病外治的针灸

　　针灸是中医特有的治疗方法，由"针法"和"灸法"构成。针法是指针刺，即用针具刺入患者身体的穴位（中医称为腧穴）中再用捻转、提插等手法进行刺激来治疗疾病。灸法是用灸条等在患者身体穴位上部烧灼、熏熨，利用热刺激来预防和治疗疾病，制作灸条的药材以艾草最为常见，所以生活中通常叫作艾灸。

　　针灸是怎么出现的呢？根据考古资料和文献记载，远古时期，人们以打猎和采集野果为生，经常会受伤，那时候没有消炎药，伤口很快会感染化脓。也许是偶然，人们发现用尖锐的石块刺破脓包放出脓血后，不仅能减轻疼痛而且伤口也很容易恢复，于是古人就开始有意识地寻找和制造一些尖利的石块作为治疗工具，这就是针灸的雏形，称为砭石。《山海经》中"有石如玉，可以为针"，是关于石针的早期记载。后来随着技术的进步，人们制作的工具越来越精致，但是砭石一直是后世刀

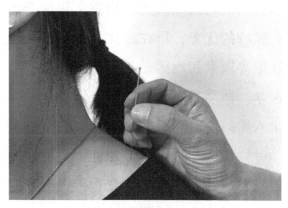

针灸

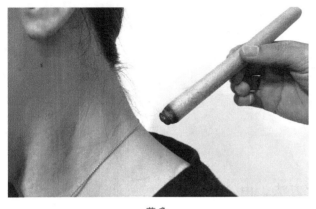

艾灸

针工具的基础和前身。

灸法产生于火的发现和使用之后。在用火的过程中，人们发现烘烤能减轻身体的疼痛，把烧热的石块裹上兽皮或者树叶放在身上热敷后身体会非常舒服，后来逐渐发展成用点燃的树枝或草药对疼痛的部位烘烤。后来人们又发现了艾草，这种草药晒干后易于燃烧，气味芬芳并且资源丰富，方便加工储藏，逐渐成为灸法的主要原料。随着中医药技术的不断进步，"砭而刺之"逐渐发展为针法，"热而熨之"逐渐发展为灸法，这就是针灸疗法的起源。

在长期的针灸治疗实践中，人们发现了人体部位之间联系的规律，创造了经络学说并由此产生了一套治疗疾病的方法体系。2010年中医针灸被列入《人类非物质文化遗产代表作名录》。由于针灸疗法具有独特的优势，早在唐代，中国针灸就传播到日本、朝鲜、印度、阿拉伯等国家和地区，并在他国开花结果，繁衍出具有异域特色的针灸医学。截至目前，针灸已经传播到世界140多个国家和地区，为保障全人类的生命健康发挥了巨大的作用。

针法操作时可以分为进针、运针、留针和出针四个步骤。进针一般右手持针，以拇指、食指和中指夹持针柄，将针刺入穴位，左手按压所刺部位或辅助固定针身。

运针是毫针刺入穴位后，使人产生针刺感应或调整针感的强弱，使针感向某一方向扩散、传导而采取的操作方法，运针有提插和捻转等动作。

留针是指毫针刺入腧穴并运针完毕后将针留在体内一段时间，目的是加强针刺的作用或者方便继续运针。通常留针的时间在15—30分钟，具体时间根据患者病情确定，不能一概而论。

出针是指治疗结束后把毫针从体内拔出，通常一只手拿无菌棉球轻轻按压在针刺的部位，另一只手持针做小幅度捻转，顺势将针缓慢提至皮下，静留片刻，然后拔出。出针后须用棉球压住针孔防止出血或感染。

灸法按照种类可以分为艾条灸、艾柱灸、温针灸和温灸器灸等。艾条灸是把艾绒搓成条状，将艾条点燃后在穴位上方进行熏灸的方法。艾条灸根据治疗的动作又

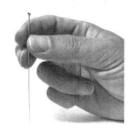

三指持针法

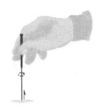

运针

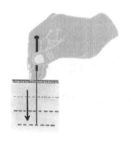

留针

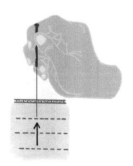

出针

可以分为温和灸、回旋灸和雀啄灸。

温和灸是左手中、食二指放于被灸穴位两侧，以感知患者皮肤受热程度，临床运用最为广泛。

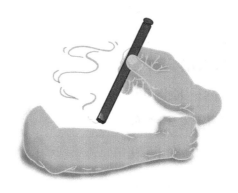

温和灸

回旋灸是将点燃的艾条，旋于施灸部位上，距离皮肤3厘米左右，平行往复左右移动或反复旋转，使皮肤有温热感而不至于灼痛；一般可灸20—30分钟。

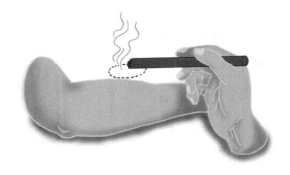

回旋灸

雀啄灸是将艾条燃着的一端对准穴位，上下移动，像鸟雀啄米样施灸，一般可灸5分钟左右。

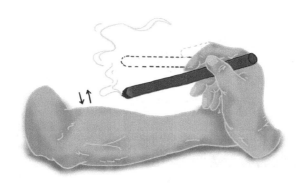

雀啄灸

艾柱灸是将艾炷直接放置穴位皮肤上来施灸的一种方法。

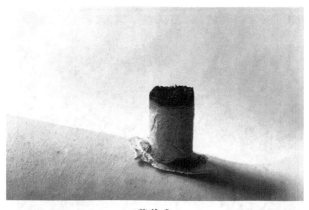

艾柱灸

温针灸是将毫针留针时在针柄上放置艾绒的方法，这种方法要注意防止火苗脱落烧伤皮肤。

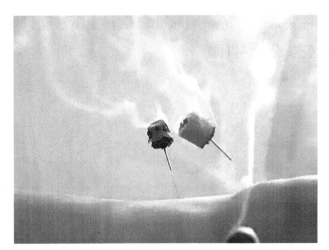

温针灸

　　温灸器是一种专门的器具，将艾绒或艾条装入温灸器中，点燃后放置于腧穴部位进行熨灸。

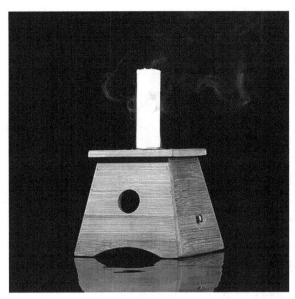

温灸器

气压治病的拔罐

拔罐也是中医特有的治疗方法，原来也叫拔火罐。古时医生用火在罐子里烧一小会儿，这样罐子里的氧气会被消耗掉，其余的成分也因为高温被排到外面，此时罐子内部的气压低于外部因而产生一种压力差，把罐子迅速吸附在某一个穴位的皮肤上，就会产生局部充血或者淤血的现象，以此方法预防和治疗疾病，现在有了抽真空的方法，火就用的少了。

拔罐最早的文字记载见于湖南长沙马王堆汉墓出土的帛书《五十二病方》，里面记载："以小角角之"当时是用牛角等作为工

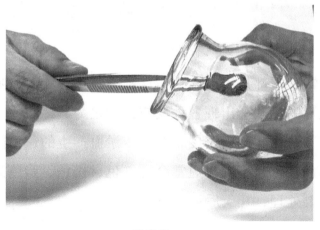

拔火罐

具，所以也叫"角法"。历代中医文献中多有论述，起初这种方法主要用来吸血排脓，后来扩大到治疗肺结核、风湿等病症。随着医疗实践的不断发展，不仅罐的质料和拔罐的方法不断得到改进和发展，而且治疗的范围也逐渐扩大，外科、内科等都有它的适应症，并经常和针刺配合使用。

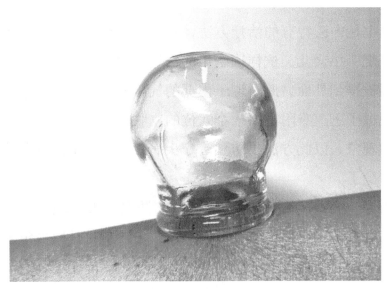

拔火罐

现代拔罐基本都是用玻璃罐，这种罐口小、肚大，吸附效果比较好。拔罐之后的皮肤会出现各种反应，称之为"罐象"，最常见的是有圆形的印，这个印是由于皮肤充血或淤血产生的，不同的体质和病情下这个印的颜色也不同，通常会有红色、褐色、紫色甚至黑紫色。这种印不需要处理，几天后可以自行消除。

刮动治病的刮痧

刮痧也是中医特有的传统治疗方法，是用边缘光滑的竹板、牛角板、小汤匙、硬币等工具，蘸食用油或清水在体表部位由上而下、由内向外反复刮动来治疗疾病。刮痧后的皮肤会出现红色或暗红色的小血点，叫作"出痧"。因为刮痧非常简便、高效，而且成本低廉，非常适合家庭操作，临床上也被广泛使用，还可以配合针灸、拔罐等疗法使用，加强活血化瘀、驱邪排毒的效果。

刮痧的方法非常简单，先准备好刮痧板和刮痧油，然后用干净的热毛巾将需要刮痧的体表部位擦洗干净，将刮痧板蘸上刮痧油，轻轻地在皮肤表面刮，方向一般是从上到下或者从内到外，力度逐渐加重。

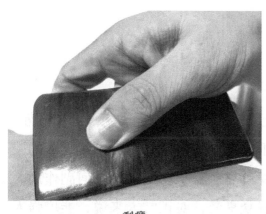
刮痧

刮时要沿同一方向，每次刮时力量要均匀，一般刮10—20次，以出现紫红色斑点或斑块为度。先刮颈项部，再刮脊椎两侧部，然后再刮胸部及四肢部位，每次只能刮一个方向，不能像搓澡一样来回的刮。整个刮痧过程一般约20分钟，或以病人能耐受为度。

刮痧后 1—2 天局部出现轻微疼痛、搔痒等属正常现象，一段时间后会自行消除。出痧后 30 分钟内不要洗凉水澡，夏季刮痧后的部位避免被风扇或空调直吹，冬季注意保暖。有出血倾向、皮肤高度过敏、极度虚弱和严重心衰的患者应禁止刮痧。

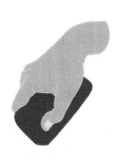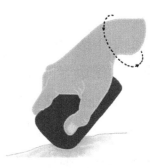

刮痧手法

按摩治病的推拿

推拿又称"按摩"，具有疏通经络、调和气血、提高免疫力的功效，因为它不需要特殊医疗设备，也不受特殊条件（如时间、地点）的限制，随时随地都可实行，而且平稳可靠，易学易用，无任何副作用。正由于这些优点，推拿深受广大群众喜爱，对正常人来说，能增强人体的自然抗病能力，取得保健效果；对病人来说，既可使局部症状消退，又可加速恢复患部的功能，从而收到良好的治疗效果。

推拿是一种非常古老的治疗方法。《黄帝

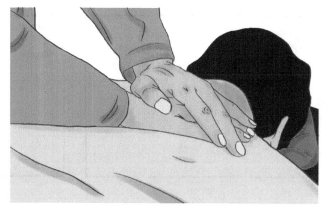

按摩

内经》里说："经络不通；病生于不仁，治之以按摩。"隋唐时期设立了按摩专科，有按摩博士、按摩师、按摩工等职位，并在太医署展开了有组织的教学活动。到了宋金元时期，推拿运用的范围更加广泛，后来各朝代均将推拿列为临床专科，这一举措更加促进了推拿疗法的普及和发展。明清时期，在全面总结推拿临床治疗经验的基础上，发展了许多各具特色的推拿治疗方法，形成了诸多不同的流派，有关专著达数十种之多。

推拿有按、摩、推、揉、捏、颤、打等技巧。

按法

利用指尖或指掌，在患者身体适当部位，有节奏地一起一落按下，叫作按法。有单手按法、双手按法。临床上，背部或肌肉丰厚的地方，还可使用单手加压按法，就是一手压在另一只手背上共同用力。

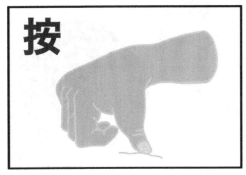

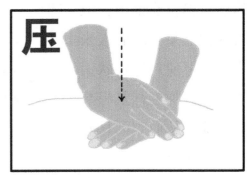

按法

单手加压按法

摩法

用手指或手掌在患者身体的适当部位，给以柔软的抚摩，叫作摩法。摩法多配合按法和推法，有常用于上肢和肩端的单手摩法和常用于胸部的双手摩法。

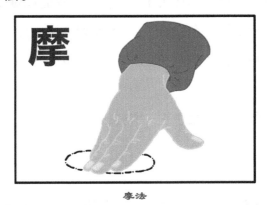

摩法

推法

向前用力推动叫推法。临床常用的，有单手或双手两种推摩方法。因为推与摩不能分开，推中已包括摩，推摩常配合一起用。如两臂、两腿肌肉丰厚处，多用推摩。用拇指与食指夹持胳膊肌肉，是推法中的单手推摩法。

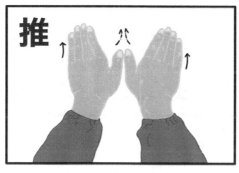

推法

揉法

手贴着患者皮肤，做轻微的旋转活动叫作揉法。对于太阳穴等面积小的地方，可用手指揉法；对于面积大的部位，如背部，可用手掌揉法；还有单手加压揉法，比如揉小腿处，左手按在患者腿肚处，右手则加压在左手背上，进行单手加压揉法。

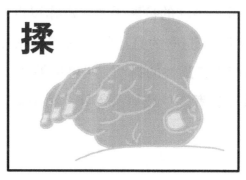

揉法

捏法

利用手指把皮肤和肌肉从骨面上捏起来，叫作捏法。捏法和拿法，有某些类似之处，但是拿法要用手的全力，捏法则着重在手指上。拿法用力要重些，捏法用力要轻些。捏法是按摩中常用的基本手法，它常常与揉法配合进行。捏法，实际包括了指尖的挤压作用，捏法轻微挤压肌肉，能使皮肤、肌腱活动能力加强，改善血液和淋巴循环。

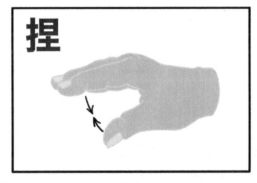

捏法

颤法

颤法是一种振颤而抖动的按摩手法。动作以迅速而短促、均匀为合适，每秒钟颤动 10 次左右为宜。将大拇指点在患者痛点，全腕用力颤动，带动拇指产生震颤性的抖动，叫单指颤动法。用拇指与食指，或食指与中指，放在患者疼处或眉头等处，利用腕力进行颤动叫双指颤动法。

打法

打法又叫叩击法，又可以分为侧掌切击法、平掌拍击法、横拳叩击法和竖拳叩击法等。打法手劲要轻重合适，柔软而灵活。手法合适，能给患者以轻松感，否则就是不得法。

侧掌切击法：把两手掌侧立，大拇指朝上，小拇指朝下，指与指间，要分开一厘米许，手掌落下时，手指合拢，抬手时又略有分开，一起一落，两手交替进行。

平掌拍击法：两手掌平放在肌肉上，一先一后在节奏地拍打。

横拳叩击法：两手握拳，手背朝上，拇指与拇指相对，握拳时要轻松活泼，指与掌间略留空隙。两拳交替横叩。此法常用于肌肉丰厚处，如腰腿部及肩部。

竖拳叩击法：两手握拳，取竖立姿势，大拇指在上，小拇指在下，两拳相对。握拳同样要轻松活泼，指与掌间要留出空隙。本法常用于背腰部。

以上四种打法，主要用于肌肉较丰厚的地方，如颈、肩、背、腰、大腿、小腿等处。叩打的力量，应该先轻后重，再由重而轻。当然，这里所谓重，也不是用极重的力量，而是相对地稍稍加劲的意思。总之，要使患者有舒服感就算合适。在打法的速度上，一般是先慢而后快，慢时一秒钟两下，快时逐渐加到六下或八下。

应该记住，无论使用那一种打法，开头第一下都不能使大劲，应当软中有硬，刚柔相济，而后逐渐转强。两手掌落下时，既要有力，又要有弹性，使患者感觉舒服。叩打时间一般是1—2分钟，或3分钟就可以了。极个别情况下，根据病情，延长一些时间，或缩短一些时间。这种手法，也可在按摩后来配合进行，也可同按摩手法夹杂进行。

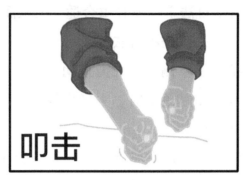

竖拳叩击法

形似体操的导引

　　"导"是指导气，导气令和；"引"是指引体，引体令柔。导引是我国古代的呼吸（导）与肢体（引）相结合的一种锻炼与治疗相结合的方式，与现代的保健体操相类似。

　　长沙马王堆汉墓出土的帛画，是现存全世界最早的导引图谱。原帛画长约 100 厘米，与前段 40 厘米帛书相连。画高 40 厘米，分上下 4 层，绘有 44 个各种人物的导引图式，每层绘 11 幅图。每图式平均高 9—12 厘米。每图式为一人像，男、女、老、幼均有，或着衣，或裸背，均为工笔彩绘。其术式除个别人像做器械运动外，多为徒手操练。图侧注有术式名，部分文字可辨。其中涉及动物的有鸟、鹞、鹤、

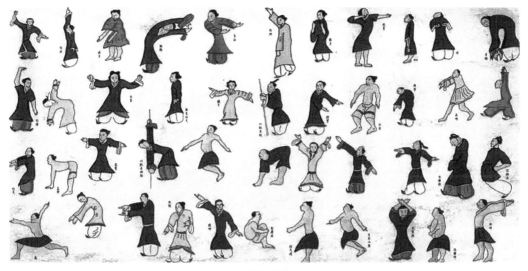

马王堆导引图谱

猿、猴、龙、熊等式，与五禽戏相近，但没有鹿戏与虎戏。

三国时期，华佗把导引术式归纳总结为五种方法，名为"五禽戏"，即虎戏、鹿戏、熊戏、猿戏、鸟戏，比较全面地概括了导引疗法的特点，且简便易行，对后世医疗和保健都起了推进作用。

后世历代对于导引都有不同程度的发展，进入到现代社会以后，虽然医疗技术有了飞速的发展，但是中国人历来有"治未病"的思想传统，所以强身健体、预防疾病的导引术依然在民间十分流行，比如五禽戏、八段锦、太极等。

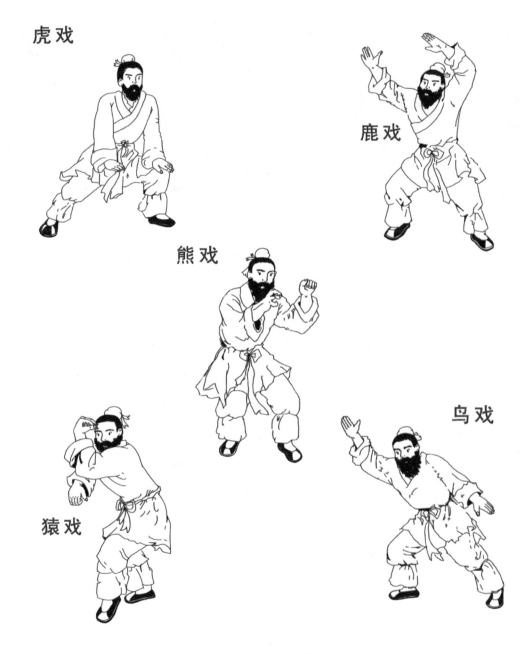

虎戏

鹿戏

熊戏

鸟戏

猿戏

五禽戏